AF381830

SKL Concept

Papa tu m'as dit

Qu'il nous soit fait selon Ta Parole
Je te fais confiance

Livret 7
**Car c'est à toi qu'appartiennent, dans
tous les siècles, le règne, la puissance
et la gloire**

Rassemblés / Auteur par : SKL Concept

issuemedias@issueassociation.com

ISBN : 978-2-493947-06-2

MOT DE L'AUTEUR

Disciple de Jésus-Christ, le Saint-Esprit m'a inspiré et m'a mis à cœur de rassembler un certain nombre de versets pour l'édification de mes frères et sœurs.

Ce livre est pour l'édification du corps de Christ.

Ce livre ne doit en aucun cas remplacer la Bible qui est la source d'où est puisée cette révélation.

Ce que vous allez découvrir dans ce livre vous servira au quotidien dans vos moments d'intimité initiés et conduits par le Saint Esprit par la seule grâce du Père.

Les citations bibliques utilisées sont tirées des versions
suivantes :

Louis Segond - Parole de Vie - Darby - Parole Vivante
- Martin - Bible en Français Courant - Bible de
Jérusalem - Nouvelle Bible Segond - La Bible du
Semeur.

ACTIONS DE GRÂCE

Je rends grâce à Dieu, qui dans Son Amour m'a sauvé, affranchi et associé à Lui dans Son Œuvre.

Je rends grâce à Dieu, pour la vie de ma femme et de mes enfants. Je rends grâce à Dieu pour l'œuvre du Saint-Esprit dans les différents ministères repartis dans le monde, pour leur travail qui nous nourrit spirituellement.

Je rends grâce à Dieu, pour les merveilleuses personnes qui ont participé à cette œuvre.

Il m'est impossible de tous les citer mais je ne saurai taire certains noms : le couple Sénécal, pour le temps investi dans la lecture du manuscrit.

Je rends grâce à Dieu, pour la vie de chaque lecteur et de chaque lectrice

L'utilisation de ces Livrets vous enrichira spirituellement, vous ne serez plus la même personne : sûrement meilleure qu'auparavant.

AVANT PROPOS

70% de notre vie sont dirigés par nos pensées qui nous donnent une direction.

Notre cerveau possède un pouvoir étonnant, celui de jongler avec nos émotions, avec une facilité déconcertante.

Et quand la situation que nous vivons nous déplait, les idées négatives se mettent à fuser dans tous les sens à l'intérieur de notre tête. C'est le genre de choses qui nous maintient la tête sous l'eau, parfois pendant des heures, ou pire encore, des jours entiers.

Tout ce temps est perdu à jamais. Alors qu'il aurait pu être utilisé de façon bien plus efficace ou agréable.

Face aux circonstances que vous vivez actuellement dans votre vie, décidez aujourd'hui d'appeler à l'existence ce que vous voulez voir arriver dans votre vie, à cours, moyen et long terme et, attendez-le en persévérant.

Que tout ce qui est vrai, tout ce qui est honorable, tout ce qui est juste, tout ce qui est pur, tout ce qui est aimable, tout ce qui mérite l'approbation, ce qui est vertueux et digne de louange, soit l'objet de vos pensées. Philippiens 4 : 8

Soyons transformés par le renouvellement de notre intelligence ; exerçons-nous à penser et à parler selon la Parole de Dieu. Que la révélation de la Parole dans cette série des livrets « Papa tu m'as dit », nous fasse entrer chacun de nous dans sa destinée ici et pour l'éternité.

TABLE DES MATIERES

INTRODUCTION

Pourquoi ma souffrance est-elle continuelle ? Pourquoi ma plaie est-elle douloureuse, et ne veut-elle pas se guérir ?

Nous avons comme réflexe face aux difficultés de la vie, de rabâcher nos pensées négatives, de nous plaindre, de raconter nos malheurs à ceux qui nous entourent pour tenter de trouver du soutien.

En agissant ainsi nous semons des paroles et attirons le négatif. Comme des graines, les paroles sont semées et ensuite elles prennent vie tôt ou tard.

Papa tu m'as dit, qu'il nous soit fait selon Ta Parole.

Serais-tu pour moi comme une source trompeuse,
Comme une eau dont on n´est pas sûr ?

Les miracles ne sont pas des accidents dans notre vie. Ce sont les réponses de notre Père à notre obéissance de la Foi. L'obéissance engage notre Père à accomplir Sa Parole.

La Parole de notre Père s'applique à quiconque la reçoit et y croit (Matthieu 7 : 24). Elle s'adresse à chacun de nous personnellement.

Quand la vie est trop dure, vous ne savez plus quoi faire, qui appeler, où regarder, la seule chose qui vous reste à faire pour sortir de ce tourment : s'exercer à voir les événements selon la perspective de notre Père et non selon la perspective humaine.

La relecture, la répétition de ces livrets stimuleront votre mémoire. Elles vous permettront de retenir les paroles qui vous aideront à faire face aux tourments de la saison que vous vivez actuellement.

Cherchons notre Père Amour qui se trouve dans Sa Parole.

Offrez la série des livrets **Papa tu m'as dit** à une personne autour de vous. Par ce geste vous pouvez :

- Devenir la réponse à un souhait, une prière, un désir ;

- Illuminer la vie de cette personne ;

- Saisir une opportunité de contribuer à diffuser la parole de Dieu et à transformer des vies.

C'est pourquoi encouragez-vous les uns les autres et aidez-vous mutuellement à grandir dans la foi, comme vous le faites déjà. 1 Thessaloniciens 5 :11

A SAVOIR

Au commencement était la Parole, et la **Parole était** avec Dieu, et la **Parole était** Dieu. Toutes choses ont été faites par elle, et rien de ce qui a été fait n'a été fait sans elle. Jean 1 : 1

Le Dieu qui a créé toutes choses, l'omniprésent, l'omniscient et l'omnipotent, et qui est à l'origine de l'univers est notre Père.

Nous sommes l'argile, et c'est notre Père qui nous a formés, Nous sommes l'ouvrage de ses mains.

Notre Père se révèle sous différents noms qui décrivent, démontrent les multiples facettes de son caractère et de sa puissance :

Dieu, l'Eternel, le Créateur, le Seigneur, le Tout-Puissant, le Roi des Rois, le Fidèle, le Véritable, la Parole, l'Amour, le Sauveur…

Je serai pour vous un père, Et vous serez pour moi des fils et des filles, Dit le Seigneur tout-puissant.
2 Corinthiens 6 : 18

Je vous invite à observer la nature, le lien entre un père ou une mère avec son enfant si vous arrivez à comprendre ce lien, alors vous pourrez effleurer la dimension de l'immense Amour que notre Père a pour nous.

Chaque père responsable désire le meilleur pour ses enfants. Les enfants eux, veulent vivre des expériences qui ne sont pas sans conséquences.

Le Père responsable espère que ses enfants garderont ses bons conseils pour qu'ils leur soient utiles dans la vie. Il est prêt à faire de son mieux pour garantir une belle vie à ses enfants.

Si donc, méchants comme nous sommes, nous savons donner de bonnes choses à nos enfants, à combien plus forte raison notre Père qui est dans les cieux nous donnera de bonnes choses à nous qui les lui demandons. Matthieu 7 : 11

Nous n'étions qu'une masse informe, mais tu nous voyais et, dans ton registre, se trouvaient déjà inscrits, tous les jours que tu nous avais destinés alors qu'aucun d'eux n'existait encore. Psaume 139 : 16

Notre Père, dans sa souveraineté et sa miséricorde nous fait la grâce de pouvoir nous approcher de lui par sa Parole et de vivre sa Parole. En effet, **le but de la révélation de Dieu est de susciter en nous « la foi en Lui, notre adoration et reconnaissance ».**

La balle est dans notre camp, rapprochons-nous de notre Père pour que dans nos vies, qu'il nous soit fait selon sa Parole.

Aussi la création attend-elle avec un ardent désir la révélation de nous les fils de Dieu. Romains 8 : 19

Prophétisons et changeons le cours de nos vies par la Parole.

Prophétiser

C'est parler l'avenir par **inspiration divine** : ce qui doit arriver, en annonçant la réalité de la Parole de Dieu qui est préparée d'avance pour nous.

Moi, le Seigneur, je connais les projets que je forme pour vous. Ce ne sont pas des projets de malheur, mais des projets de bonheur. Je veux vous donner un avenir plein d'espérance. Jérémie 29 : 11

Mon peuple est détruit parce qu'il lui manque la connaissance. Osée 4 : 6

Car nous sommes son ouvrage, ayant été créés en Jésus-Christ pour de bonnes œuvres, que Dieu a préparées d'avance, afin que nous les pratiquions. Éphésiens 2 : 10

Parler

Qu'il ne sorte de votre bouche aucune parole mauvaise… Éphésiens 4 : 29

Parler c'est prononcer, déclarer, annoncer, dire quelque chose.

Au commencement était la Parole, et la Parole était avec Dieu, et la Parole était Dieu. Jean 1 : 1

Dieu libère de la puissance par Sa parole. Il n'a jamais rien fait sans d'abord le dire. Dieu accorde de l'importance aux mots. Les mots sont spirituels ; ils ont du pouvoir.

La mort et la vie sont au pouvoir de la langue ;
Quiconque l'aime en mangera les fruits.
Proverbes 18 : 21

De la même bouche sortent la bénédiction et la malédiction. Il ne faut pas, mes frères, qu'il en soit ainsi.
Jacques 3 : 10

Les paroles que nous prononçons sont d'une importance vitale pour nos vies. La Parole de Dieu est faite pour être pratiquée. Il y a une puissance créative dans la parole. Dieu utilisa des mots pour créer le ciel et la terre.

Dieu dit : Je veille sur ma parole pour l'exécuter ;
Jérémie 1 : 12

Tel il est, tels nous sommes aussi dans ce monde : c'est
en cela que l'amour est parfait en nous…
1 Jean 4 : 17

Nous sommes des êtres spirituels.

Ceux, en effet, qui vivent selon la chair, s'affectionnent
aux choses de la chair, tandis que ceux qui vivent selon
l'esprit s'affectionnent aux choses de l'esprit.
Romains 8 : 4

Dieu annonçant l'arrivée du Messie, Jésus-Christ, Cela
avait été prophétisé sur des centaines, même des milliers
d'années. "Il vient. Il vient" Tout portait à croire que
cela ne pourrait jamais s'accomplir ; mais Il continuait à
l'annoncer.

Dieu prononça la Parole, encore et encore la Parole, et : la Parole s'est faite chair. Jean 1 : 14

Il en est ainsi pour toi. Ne cesse pas de déclarer ce que notre Père a dit pour ta vie. Et quand surviennent des problèmes, des tourbillons, prononce les paroles que Dieu t'a données.

Tes paroles prophétiques et de foi d'aujourd'hui ont comme mission d'activer la puissance de la Parole de Dieu dans ta vie.

Aussi longtemps que tu ne décides pas d'allumer l'interrupteur qui est ta bouche pour confesser la Parole de Dieu, le courant ne passera pas. La parole provoque la foi.

Tu deviens ce que tu crois.

Proclame avec foi ce que tu veux voir arriver dans ta vie
et attends-le en persévérant.

ENCOURAGEMENT

Qui veille sur ses paroles préserve sa vie, mais celui qui ouvre grand la bouche court à sa ruine. Proverbes 13 : 3

Parfois notre bouche en dit bien plus qu'elle ne devrait. Combien de fois avons-nous regretté ce que nous avons dit ?

Nous devrions faire attention et prendre le temps de réfléchir avant de parler.

Déclarer les paroles de notre Père au quotidien tout au long de notre existence nous permet d'entrer dans la destinée que Dieu a pour nous.

Notre Père nous dit qu'il veille sur Sa Parole pour son accomplissement car il connaît les projets qu'il a formés pour chacun de nous. L'Eternel, notre Papa, a des projets de paix et non de malheur, afin de nous donner un avenir et de l'espérance.

Il n'y a pas de date de péremption à la Parole de Dieu.

Ainsi en est-il de Sa Parole que nous proclamons, qui sort de notre bouche : Elle ne retourne point à notre Père sans effet, sans avoir exécuté sa volonté et accompli Ses desseins.

LE CHOIX

Semons la parole de notre Père par des déclarations et nous vivrons certainement ses effets. Faisons le choix de semer la Parole de notre Père tous les jours, dans chaque situation, il est important de nous appuyer sur elle, la proclamer jour et nuit. Jusqu'à ce qu'elle devienne la seule conviction et réalité, rien d'autre. C'est à ce moment-là exactement que vous déclencherez votre miracle.

Il ne douta point, par incrédulité, au sujet de la promesse de Dieu ; mais il fut fortifié par la foi, donnant gloire à Dieu, et ayant la pleine conviction que ce qu'il promet il peut aussi l'accomplir. Romains 4 : 20-21

Car c'est une prophétie dont le temps est déjà fixé, Elle marche vers son terme, et elle ne mentira pas ; si elle tarde, attends-la, car elle s'accomplira, elle s'accomplira certainement. Habacuc 2 : 3

Retenons fermement la profession de notre espérance, car celui qui a fait la promesse est fidèle.
Hébreux 10 : 23

Un des moyens le plus efficace est de veiller soigneusement sur nos cœurs, car il est à la source de tout ce qui fait notre vie. Proverbes 4 : 23

Goûtons et voyons combien notre Père est bon ! Oui, heureux l'homme qui trouve son refuge en lui.
Psaume 34 : 9

RECOMMANDATION

Certaines paroles que Dieu nous a données par amour sont tellement connues, devenues familières que nous les lisons presque par habitude sans réellement en chercher le sens, ni y croire.

Ne répétons pas comme une récitation la Parole, recherchons à semer la Parole fraîche, dynamique et vivante de notre Père, la remuer en nous, la digérer, jusqu'à ce que la conviction fasse naître la foi, l'adoration, la reconnaissance, des louanges.

Approprions-nous la parole de notre Père avec le je, tu, nous. Pour que cette parole devienne réalité, appliquons-nous à cela spécifiquement dans notre quotidien.

Car c´est à toi qu'appartiennent, dans tous les siècles,
le règne, la puissance et la gloire

Ces paroles vont prendre corps pour notre témoignage.

Nous avons tous l'intention d'abattre le mur qui se trouve devant nous et nous empêche d'avancer. Il nous faut plusieurs coups de masse (Parole) afin d'en arriver à bout.

Prononçons la Parole, encore et encore la Parole, comme la chanson que nous apprécions et : la Parole se fera chair.

Que la Parole de Dieu ne s'éloigne pas de nos bouches ; méditons la jour et nuit pour nous y conformer de façon régulière, déclarons-la et mettons la en pratique c'est alors que nous expérimenterons le plan parfait, mènerons à bien nos entreprises, c'est alors que nous réussirons.

Pour accéder aux merveilles et miracles de la Parole de notre Père dans notre vie, il nous faut naître de nouveau (accepter, reconnaître Jésus comme Seigneur et Sauveur) et avoir la ferme intention de demeurer dans Sa Parole.

Au début ce n'est pas facile de faire des déclarations pour déclencher nos témoignages :

Laissez-vous porter par une sainte colère soyez déterminé. Je ne te laisserai pas aller avant que tu ne m'aies béni Père. Genèse 32 : 26

Créez-vous une habitude matin, midi et soir (avant de s'endormir) pendant 7 jours les paroles qui correspondent à votre saison ; recevez et croyez seulement. Vous déclencherez ainsi vos miracles.

A chaque parole déclarée, appliquons la Puissance du sang de Jésus-Christ et qu'il nous soit fait selon la Parole de notre Père.

Selon la conduite du Saint-Esprit, à chaque fois que nous le pouvons, renouvelons l'alliance avec le Père en prenant le corps et le sang de Jésus-Christ et, par la même occasion bâtissons un autel pour sceller notre exaucement.

Renouvelons l'alliance à chaque fois que le Saint-Esprit nous le met à cœur.

Jésus leur dit : En vérité, en vérité, je vous le dis, si vous ne mangez pas le corps du Fils de l'homme et si vous ne buvez pas son sang, vous n'avez pas la vie en vous-mêmes.

Celui qui mange mon corps et qui boit mon sang a la vie éternelle, et moi, je le ressusciterai le dernier jour. En effet, mon corps est vraiment une nourriture et mon sang est vraiment une boisson. Jean 6 : 53-55

L'autel est l'expression de notre adoration et de la reconnaissance que nous exprimons à notre Père.

Par notre consécration nous devenons nous-mêmes une expression d'adoration.

Je vous exhorte donc, frères, par les compassions de Dieu, à offrir vos corps comme un sacrifice vivant, saint, agréable à Dieu, ce qui sera de votre part un culte raisonnable. Romains 12 : 1

Par lui, offrons sans cesse à Dieu un sacrifice de louange, c'est-à-dire le fruit de lèvres qui confessent son nom. Hébreux 13 : 15

L'expression de la reconnaissance c'est par le sacrifice d'action de grâces. Nous allons joindre nos paroles de remerciements aux actes.

Une façon bien plus pratique est de poser un acte, agir pour réveiller la mémoire de Dieu en provoquant ainsi la manifestation de sa faveur. Ésaïe 43 : 26

Bâtir l'autel est une opportunité unique que Dieu nous donne de semer et de récolter plus que ce que nous avons semé. Nous semons en réalité pour nous-mêmes non pour Dieu.

Que chacun donne comme il l'a résolu en son cœur, sans tristesse ni contrainte ; car Dieu aime celui qui donne avec joie. 2 Corinthiens 9 : 7

Cette offrande va se matérialiser sous différentes formes selon la conduite du Saint-Esprit :

En prenant soin de la veuve et de l'orphelin, de l'étranger et du pauvre, en faisant un don ou en soutenant des organismes, des associations d'aide, des médias qui diffusent et valorisent la parole de Dieu, en offrant la Bible ou des livres édifiants, dans ton lieu de culte, auprès d'un serviteur de Dieu dont tu reconnais les actions en conformité avec la parole de Dieu.

Tu m'élèveras un autel de terre, sur lequel tu offriras tes holocaustes et tes sacrifices d'actions de grâces, tes brebis et tes bœufs.

Partout où je rappellerai mon nom, je viendrai à toi, et je te bénirai. Exode 20 : 24

L'Éternel apparut à Abram, et dit : Je donnerai ce pays à ta postérité. Et Abram bâtit là un autel à l'Éternel, qui lui était apparu. Genèse 12 : 7

Apprenez à faire le bien, recherchez la justice, protégez l'opprimé ; faites droit à l'orphelin, défendez la veuve. Ésaïe 1 : 17

Bénissons l'Eternel, notre Père en tout temps ; que sa louange soit toujours dans nos bouches. Psaume 34 : 2

Nous demandons, et nous ne recevons pas, parce que nous demandons mal, dans le but de satisfaire nos passions. Approprions-nous les Paroles de notre Père.

Créons une atmosphère ou simplement disposons-nous avant de commencer à prophétiser. Invitons ainsi le Saint Esprit dans le nom de Jésus-Christ, car nous ne savons pas ce qu'il nous convient de (parler) demander dans nos prières. Mais l'Esprit lui-même intercède par des soupirs inexprimables ;

SUR TA PAROLE ! Déclarez la Parole puis parlez en langue ou parlez avec l'intelligence selon que le Saint-Esprit vous conduit. Car notre Père connaît les mots exacts profonds de nos cœurs, de quoi nous avons besoin, avant que nous le lui demandions.

Voici donc comment nous devons prier :
Notre Père céleste ! Que la sainteté de ton nom soit respectée, que ton règne vienne, que ta volonté soit faite sur la terre comme au ciel.

Donne-nous aujourd'hui notre pain quotidien ; pardonne-nous nos offenses, comme nous aussi nous pardonnons à ceux qui nous ont offensés ; ne nous expose pas à la tentation, mais délivre-nous du mal, car c'est à toi qu'appartiennent, dans tous les siècles, le règne, la puissance et la gloire. Amen !

Ainsi en est-il de Sa parole, qui sort de notre bouche : Elle ne retourne point au Père sans effet, Sans avoir exécuté Sa volonté et accompli Ses desseins.
Ésaïe 55 : 11

Les paroles que tu nous dis sont esprit et vie.
Jean 6 : 63

Nous recevons, déclarons Tes paroles au nom de Jésus-Christ notre Sauveur et Seigneur.

Livret 7
Car c´est à toi qu'appartiennent, dans tous les siècles, le règne, la puissance et la gloire

Aujourd'hui,
si vous entendez ma voix (Parole),
N'endurcissez pas vos cœurs
Hébreux 3 : 8

A notre Père la Gloire pour toutes choses, dans sa souveraineté il nous a donné la Grâce d'être Sauvé, de le connaître, de le servir et de nous attendre à lui.

Nous venons de lui exposer nos soucis, nos inquiétudes, nos faiblesses, nos moments de douleur et nos moments de joie.

Ne crains rien ; car dès le premier jour où tu as eu à cœur de comprendre, et de t´humilier devant moi ton Père, tes paroles ont été entendues, et c´est à cause de tes paroles que je viens. Daniel 10 : 12

Tu as l'impression que papa ne t'a pas entendu, il ne t'a pas écouté, il est silencieux ? Non il ne l'est pas !

Avant que nous t´invoquions, tu nous as répondus ; Avant que nous ne cessions de parler, tu nous as déjà exaucés. Ésaïe 65 : 24

Les bontés de l'Eternel ne sont pas épuisées, Ses compassions ne sont pas à leur terme ; Elles se renouvellent chaque matin. Oh ! que ta fidélité est grande ! Lamentations 3 : 22 - 23

Nous avons un Père responsable, attentif, préoccupé à notre situation, sa joie est de nous voir heureux. Il ne nous a pas attendus pour nous bénir. Il nous a bénis avant même que nous existions.

Quand nous n'étions qu'une masse informe, tes yeux nous voyaient; Et sur ton livre étaient tous inscrits les jours qui nous étaient destinés, Avant qu'aucun d'eux n'existât. Psaume 139 : 16

C'est à nous, tout le jour, au quotidien, de faire notre part, un pas de plus dans l'obéissance à sa parole.

Prenons de la distance avec les problèmes si douloureux qu'ils soient. Dîtes-vous que Papa est au contrôle, il connaît réellement ce qui est le meilleur pour nous, à cours, moyen et long terme (l'éternité) parce que nous avons fait le choix de lui faire confiance.

S'il y a une chose dont nous devons être certains, c'est que Papa est toujours au rendez-vous, comme la certitude que nous avons de voir se lever le jour après la nuit. Matthieu 5 : 45

Je suis celui qui suit. Exode 3 : 14

Sa Parole agit puissamment dans toute circonstance, même si nous avons l'impression qu'il est silencieux.

A chaque respiration et expiration par le nez c'est l'occasion de l'adorer, lui rendre Gloire, être reconnaissant, exprimer la confiance que nous portons à sa parole.

C'est la façon la plus naturelle d'apporter à notre être : esprit, corps et âme les éléments les plus essentiels : l'oxygène pour notre vie ici sur terre et qui garantit notre éternité.

Soyons dans une adoration permanente parce qu'en Lui nous avons tout ce dont nous avons besoin.

Rendez grâces en toutes choses, car c'est à votre égard la volonté de Dieu en Jésus-Christ.
1 Thessaloniciens 5 : 18

C'est à ce moment précis où vous êtes faible, au bout du rouleau que vous êtes fort par notre Père.

Car c'est à toi qu'appartiennent, dans tous les siècles,
le règne, la puissance et la gloire

Au lieu de subir les épreuves, regardons-les en face en nous fiant à la parole de notre Père qui correspond à notre saison. Il est essentiel de garder à l'esprit une question : **Papa, que veux-tu m'apprendre dans cette épreuve ?** cela finira par booster ma foi en toi, m'apportera ta paix. J'en sortirai sûrement plus grand. Tu seras l'objet de mes louanges.

Maintenant !

Dans une atmosphère d'adoration, de louange et de méditation, conduits par le Saint Esprit, acceptons et déclarons sciemment, avec conviction, la vérité de la parole de Dieu. Eprouvons la vérité de ce que nous affirmons, déclenchons ainsi la vérité éternelle, inoubliable de la parole de notre Père.

Je vous le dis en vérité, si quelqu'un dit à cette montagne : Ote-toi de là et jette-toi dans la mer, et s'il ne doute point en son cœur, mais croit que ce qu'il dit arrive, il le verra s'accomplir. Marc 11 : 23

Dites à l'intérieur de vous ou déclarez à haute voix :

Portes, élevez vos linteaux ; Élevez-vous, portes éternelles ! Que le roi de gloire fasse son entrée !
Psaume 24 : 7

Mon âme, ma bouche, les ossements desséchés, les soucis, les infirmités, les problèmes, les pensées, le caractère, la peur, les maladies…

Ecoutez la Parole de mon Père, Aussi vrai que l'Eternel, mon Dieu, est vivant, je déclare !

Car c'est à toi qu'appartiennent, dans tous les siècles,
le règne, la puissance et la gloire

Car c´est à toi qu'appartiennent, dans tous les siècles,
le règne, la puissance et la gloire

Exaucement

Car c´est à toi qu'appartiennent, dans tous les siècles,
le règne, la puissance et la gloire

Car c´est à toi qu'appartiennent, dans tous les siècles,
le règne, la puissance et la gloire

Exaucement

Car c´est à toi qu'appartiennent, dans tous les siècles,
le règne, la puissance et la gloire

SUR TA PAROLE ! **Esaïe 58 : 9** Alors tu appelleras, et l´Éternel répondra ; Tu crieras, et il dira : Me voici !

Eternel lorsque nous t'appelons, tu nous réponds ; nous crions, et tu nous dis : me voici !

SUR TA PAROLE ! **Jérémie 29 : 12** Alors vous m'invoquerez et vous viendrez m'adresser vos prières, et je vous exaucerai.

Alors que nous t'invoquons et venons t'adresser nos prières, tu nous exauces.

SUR TA PAROLE ! **Psaume 6 : 10** l'Eternel exauce mes supplications. L'Eternel accueille ma prière.

Eternel tu exauces nos supplications et tu accueilles nos prières.

SUR TA PAROLE ! **Psaume 28 : 6** Loué soit l'Eternel, car il m'exauce lorsque je le supplie.

Nous te louons Eternel, car tu nous exauces lorsque nous te supplions

SUR TA PAROLE ! **Romains 8 : 28** Nous savons en outre que Dieu fait concourir toutes choses au bien de ceux qui l'aiment, de ceux qui ont été appelés conformément au plan divin.

Nous savons en outre notre Dieu, que tu fais concourir toutes choses pour notre bien pour nous qui t'aimons, nous qui avons été appelés conformément à ton plan divin.

SUR TA PAROLE ! **Ésaïe 44 : 23** Cieux, réjouissez-vous ! Car l'Éternel a agi ; Profondeurs de la terre, retentissez d'allégresse ! Montagnes, éclatez en cris de joie ! Vous aussi, forêts, avec tous vos arbres ! Car l'Éternel a racheté Jacob, Il a manifesté sa gloire en Israël.

Cieux, réjouissez-vous ! Car l'Éternel a agi ; Profondeurs de la terre, retentissez d'allégresse ! Montagnes, éclatez en cris de joie ! Vous aussi, forêts, avec tous vos arbres ! Car l'Éternel a racheté Jacob, Il a manifesté sa gloire en Israël.

Car c´est à toi qu'appartiennent, dans tous les siècles,
le règne, la puissance et la gloire

La confiance en Dieu

Car c´est à toi qu'appartiennent, dans tous les siècles,
le règne, la puissance et la gloire

La confiance en Dieu

Car c´est à toi qu'appartiennent, dans tous les siècles,
le règne, la puissance et la gloire

SUR TA PAROLE ! **Psaume 37 : 5** Recommande ton sort à l'Eternel, Mets en lui ta confiance, et il agira.

Nous te recommandons notre sort Eternel, Nous mettons en toi notre confiance, et tu agiras.

SUR TA PAROLE ! **Psaume 62 : 2** C'est en Dieu seul que, dans le calme, je me remets : mon salut vient de lui.

C'est en toi seul mon Dieu que, dans le calme, je me remets : mon salut vient de toi.

SUR TA PAROLE ! **Ésaïe 30 : 15** C'est dans le calme et la confiance que sera votre force !

Nous déclarons que notre force est dans le calme et la confiance !

SUR TA PAROLE ! **Proverbes 16 : 9** Le cœur de l'homme peut méditer sa voie, mais c'est l'Eternel qui dirige ses pas.

Nos cœurs méditent nos voies, mais c'est toi Eternel qui dirige nos pas.

SUR TA PAROLE ! **Proverbes 3 : 26** Car l´Éternel sera ton assurance, Et il préservera ton pied de toute embûche.

Éternel tu es notre assurance, Et tu préserves nos pieds de toute embûche.

SUR TA PAROLE ! **Psaume 37 : 7-8** Garde le silence devant l'Éternel, et espère en lui ; Ne t'irrite pas contre celui qui réussit dans ses voies, Contre l'homme qui vient à bout de ses mauvais desseins. Laisse la colère, abandonne la fureur ; Ne t'irrite pas, ce serait mal faire.

Eternel nous gardons le silence devant toi, et nous espérons en toi ; Nous ne nous irritons pas contre celui qui réussit dans ses voies, Contre l'homme qui vient à bout de ses mauvais desseins. Nous laissons la colère et abandonnons la fureur ; Nous ne nous irritons pas, cela serait mal faire.

SUR TA PAROLE ! **Proverbes 3 : 6** Reconnais-le dans tout ce que tu entreprends, et il te conduira sur le droit chemin.

Nous te reconnaissons dans tout ce que nous entreprenons, et tu nous conduis sur le droit chemin.

SUR TA PAROLE ! **Psaume 27 : 14** Attends-toi donc à l'Eternel ! Sois fort ! Affermis ton courage ! Oui, attends-toi à l'Eternel !

Nous nous attendons à toi Éternel ! Nous sommes forts ! Nous affermissons notre courage ! Oui, nous nous attendons à toi Eternel !

SUR TA PAROLE ! **Psaume 90 : 12** Apprends-nous donc à bien compter nos jours, afin que notre cœur acquière la sagesse !

Tu nous apprends à bien compter nos jours, afin que notre cœur acquière la sagesse !

SUR TA PAROLE ! **Jean 11 : 25-26** Je suis la résurrection et la vie, lui dit Jésus. Celui qui place toute sa confiance en moi vivra, même s'il meurt. Et tout homme qui vit et croit en moi ne mourra jamais. Crois-tu cela ?

Tu es la résurrection et la vie, Jésus. Nous plaçons toute notre confiance en toi, nous vivrons quand même nous serions morts. Nous vivons et croyons en toi, nous ne mourrons jamais. Je crois en cela.

SUR TA PAROLE ! **Lamentations 3 : 57-58** Au jour où je t'ai invoqué, tu es venu auprès de moi, tu m'as dit : « N'aie pas peur ! » Seigneur, tu as plaidé ma cause, tu m'as sauvé la vie.

Au jour où nous t'avons invoqué, tu es venu auprès de nous, tu nous as dis de ne pas avoir peur. Seigneur, tu as plaidé notre cause, tu nous as sauvés la vie.

SUR TA PAROLE ! **Psaume 9 : 11** C'est pourquoi ceux qui te connaissent ont placé leur confiance en toi. Car toi, jamais, tu ne délaisses, ô Éternel, celui qui se tourne vers toi.

Nous te connaissons et nous plaçons notre confiance en toi. Car toi Eternel, jamais, tu ne nous délaisses, alors que nous nous tournons vers toi.

SUR TA PAROLE ! **Jean 3 : 16** Car Dieu a tant aimé le monde qu´il a donné son Fils unique, afin que quiconque croit en lui ne périsse point, mais qu´il ait la vie éternelle.

Notre Dieu, tu as tant aimé le monde que tu as donné ton Fils unique, afin que, nous qui croyons en toi nous ne périssions point, mais que nous ayons la vie éternelle.

SUR TA PAROLE ! **Nahum 1 : 7** L'Eternel est bon, Il est un refuge au jour de la détresse ; Il connaît ceux qui se confient en lui.

Eternel tu es bon, tu es notre refuge au jour de la détresse ; tu nous connais nous qui nous confions en toi.

SUR TA PAROLE ! **Psaume 25 : 2** Mon Dieu ! En toi je me confie : que je ne sois pas couvert de honte ! Que mes ennemis ne se réjouissent pas à mon sujet !

Notre Dieu, nous nous confions en toi : nous ne serons pas couverts de honte ! Nos ennemis ne se réjouiront pas à notre sujet !

SUR TA PAROLE ! **Psaume 32 : 10** … celui qui se confie en l'Eternel est environné de sa grâce.

Nous nous confions en toi Eternel et nous sommes environnés de Ta grâce.

SUR TA PAROLE ! **Psaume 25 : 3** Tous ceux qui espèrent en toi ne seront point confondus ;

Nous espérons en toi : nous ne serons point confondus ;

SUR TA PAROLE ! **Jean 10 : 27-29** Mes brebis entendent ma voix ; je les connais, et elles me suivent. Je leur donne la vie éternelle ; et elles ne périront jamais, et personne ne les ravira de ma main. Mon Père, qui me les a données, est plus grand que tous ; et personne ne peut les ravir de la main de mon Père.

Nous entendons ta voix ; tu nous connais, et nous te suivons. Tu nous donnes la vie éternelle ; et nous ne périrons jamais, et personne ne nous ravira de ta main…, personne ne peut nous ravir de la main de notre Père.

SUR TA PAROLE ! **1 Jean 5 : 14-15** Nous avons auprès de lui cette assurance, que si nous demandons quelque chose selon sa volonté, il nous écoute. Et si nous savons qu'il nous écoute, quelque chose que nous demandions, nous savons que nous possédons la chose que nous lui avons demandée.

Nous avons auprès de toi cette assurance, que si nous demandons quelque chose selon ta volonté, tu nous écoutes. Et si nous savons que tu nous écoutes, quelque chose que nous demandions, nous savons que nous possédons la chose que nous t'avons demandée.

SUR TA PAROLE ! **1 Jean 2 : 17** Or le monde passe avec tous ses attraits, mais celui qui accomplit la volonté de Dieu demeure éternellement.

Le monde passe avec tous ses attraits, mais nous qui accomplissons la volonté de Dieu demeurons éternellement.

SUR TA PAROLE ! **Psaume 31 : 25** Soyez forts et prenez courage, vous qui vous attendez à l'Eternel.

Nous sommes forts et nous prenons courage, nous nous attendons à toi Éternel.

SUR TA PAROLE ! **1 Thessaloniciens 4 : 17-18**

Ensuite, nous les vivants, qui seront restés, nous serons tous ensemble enlevés avec eux sur des nuées, à la rencontre du Seigneur dans les airs, et ainsi nous serons toujours avec le Seigneur. Consolez-vous donc les uns les autres par ces paroles.

Nous les vivants qui seront restés, nous serons tous ensemble enlevés avec eux sur des nuées, à la rencontre du Seigneur dans les airs, et ainsi nous serons toujours avec le Seigneur. Nous nous consolons donc les uns les autres par ces paroles.

SUR TA PAROLE ! **Jean 3 : 36** Qui place sa confiance dans le Fils possède la vie éternelle. Qui ne met pas sa confiance dans le Fils ne connaît pas la vie ; il reste sous le coup de la colère de Dieu.

Nous plaçons notre confiance dans le Fils, nous possédons la vie éternelle et ne sommes plus sous le coup de la colère de Dieu.

SUR TA PAROLE ! **Psaume 125 : 1** Ceux qui ont placé leur confiance en l'Eternel sont comme le mont de Sion : il n'est pas ébranlé et demeure à jamais.

Nous plaçons notre confiance en toi Eternel… : nous ne sommes pas ébranlés et nous demeurons à jamais.

SUR TA PAROLE ! **Jérémie 33 : 3** Invoque-moi, et je te répondrai, je te révélerai de grandes choses et des choses secrètes que tu ne connais pas.

Nous t'invoquons, et tu nous réponds, tu nous révèles de grandes choses et des choses secrètes que nous ne connaissons pas.

SUR TA PAROLE ! **Psaume 145 : 18** L´Éternel est près de tous ceux qui l´invoquent, De tous ceux qui l´invoquent avec sincérité.

Éternel tu es près de nous qui t´invoquons, De nous qui t´invoquons avec sincérité.

SUR TA PAROLE ! **Proverbes 3 : 5-6** Mets ta confiance en l'Eternel de tout ton cœur, et ne te repose pas sur ta propre intelligence. Cherche à connaître sa volonté pour tout ce que tu entreprends, et il te conduira sur le droit chemin.

Nous mettons notre confiance en toi Eternel de tout notre cœur, et nous ne nous reposons pas sur notre propre intelligence. Nous cherchons à connaître ta volonté pour tout ce que nous entreprenons, et Tu nous conduis sur le droit chemin.

SUR TA PAROLE ! **Jean 14 : 1** Ne Soyez pas si inquiets, leur dit Jésus. Ayez confiance en Dieu et ayez aussi confiance en moi.

Nous ne sommes pas inquiets, nous avons confiance en notre Dieu et en toi Jésus.

SUR TA PAROLE ! **Psaume 40 : 5** Heureux l'homme qui place en l'Éternel sa confiance, Et qui ne se tourne pas vers les hautains et les menteurs !

Nous sommes heureux parce que nous plaçons notre confiance en toi Éternel, Et nous ne nous tournons pas vers les hautains et les menteurs !

SUR TA PAROLE ! **Psaume 118 : 8** Mieux vaut se réfugier auprès de l'Eternel que de compter sur les humains.

Nous nous réfugions auprès de toi Eternel plutôt que de compter sur les humains.

SUR TA PAROLE ! **Psaume 84 : 12** Car l'Eternel Dieu est pour nous comme un soleil, il est comme un bouclier. L'Eternel accorde bienveillance et gloire, il ne refuse aucun bien à ceux qui cheminent dans l'intégrité.

Eternel notre Dieu tu es pour nous un soleil, tu es notre bouclier. Eternel, tu nous accordes ta bienveillance et ta gloire, tu ne nous refuses aucun bien, alors que nous cheminons dans l'intégrité.

SUR TA PAROLE ! **Psaume 23 : 4** Quand je marche dans la vallée de l´ombre de la mort, Je ne crains aucun mal, car tu es avec moi : Ta houlette et ton bâton me rassurent.

Lorsque nous marchons dans la vallée de l´ombre de la mort, nous ne craignons aucun mal, car tu es avec nous : Ta houlette et ton bâton nous rassurent.

SUR TA PAROLE ! **Ésaïe 58 : 9** Alors tu appelleras, et l´Éternel répondra ; Tu crieras, et il dira : Me voici !

Lorsque nous t'appelons Éternel tu nous réponds ; Nous crions, et tu nous dis : Me voici !

SUR TA PAROLE ! **Deutéronome 7 : 21** Ne tremble pas devant eux, car l'Eternel ton Dieu qui est au milieu de toi est un Dieu grand et redoutable.

Nous ne tremblons pas devant eux, car Eternel notre Dieu tu es au milieu de nous et tu es un Dieu grand et redoutable.

SUR TA PAROLE ! **Proverbes 29 : 25** La crainte des hommes tend un piège, Mais celui qui se confie en l'Eternel est protégé.

Nous ne craignons pas les hommes, cette crainte tend un piège, Mais nous qui nous confions en toi Eternel nous sommes protégés.

SUR TA PAROLE ! **Ésaïe 26 : 8** Oui, nous plaçons notre attente en toi, Eternel, sur le sentier de tes jugements ; faire appel à ton nom et parler de toi, voilà ce que nous désirons.

Nous plaçons notre attente en toi, Eternel, sur le sentier de tes jugements ; faire appel à ton nom et parler de toi, voilà notre désir.

SUR TA PAROLE ! **Psaume 62 : 8** En tout temps, peuples, confiez-vous-en lui, Répandez vos cœurs en sa présence ! Dieu est notre refuge

En tout temps, nous nous confions en toi, nous répandons nos cœurs en ta présence ! Notre Dieu tu es notre refuge.

SUR TA PAROLE ! **Psaume 34 : 17-18** Quand les justes crient, l´Éternel entend, Et il les délivre de toutes leurs détresses ; L´Éternel est près de ceux qui ont le cœur brisé, Et il sauve ceux qui ont l´esprit dans l´abattement.

Eternel lorsque nous crions tu entends, Et tu nous délivres de toutes nos détresses ; Éternel tu es près de nous lorsque nous avons le cœur brisé, Et tu sauves notre esprit de l´abattement.

SUR TA PAROLE ! **Matthieu 7 : 11** Si donc, méchants comme vous l´êtes, vous savez donner de bonnes choses à vos enfants, à combien plus forte raison votre Père qui est dans les cieux donnera-t-il de bonnes choses à ceux qui les lui demandent.

Si donc, méchants comme nous sommes, nous savons donner de bonnes choses à nos enfants, à combien plus forte raison notre Père toi qui est dans les cieux tu nous donneras de bonnes choses à nous qui te les demandons.

SUR TA PAROLE ! **Michée 7 : 7** Mais moi, je regarderai vers l'Eternel, je mettrai mon espérance dans le Dieu de mon salut, mon Dieu m'exaucera.

Mais nous, nous regardons vers toi Eternel, nous mettons notre espérance en toi le Dieu de notre salut, notre Dieu qui nous exauce.

SUR TA PAROLE ! **Psaume 130 : 5**, je m'attends à l'Eternel, oui, je m'attends à lui, de tout mon être, j'ai foi en sa parole.

Nous nous attendons à toi Eternel, oui, nous nous attendons à toi, de tout notre être, nous avons foi en ta parole.

SUR TA PAROLE ! **Psaume 40 : 2-3** J'avais mis en l'Éternel mon espérance ; Et il s'est incliné vers moi, il a écouté mes cris. Il m'a retiré de la fosse de destruction, Du fond de la boue ; Et il a dressé mes pieds sur le roc, Il a affermi mes pas.

Eternel nous avons mis notre espérance en toi ; Et tu t'es incliné vers nous, tu as écouté nos cris. Tu nous as retiré de la fosse de la destruction, Du fond de la boue ; Et tu as dressé nos pieds sur le roc, tu as affermi nos pas.

SUR TA PAROLE ! **Ésaïe 25 : 9** Voici, c'est notre Dieu, en qui nous avons confiance, Et c'est lui qui nous sauve ; C'est l'Éternel, en qui nous avons confiance ; Soyons dans l'allégresse, et réjouissons-nous de son salut !

Notre Dieu c'est en toi que nous avons confiance, Et c'est toi qui nous sauve ; C'est toi Éternel, en qui nous avons mis notre confiance ; nous sommes dans l'allégresse, et nous nous réjouissons de ton salut !

SUR TA PAROLE ! **Psaume 28 : 7** L'Eternel est ma force et mon bouclier. C'est en lui que mon cœur se confie, et je suis secouru. Mon cœur est dans la joie, et je le loue par mes chants.

Eternel tu es notre force et notre bouclier. C'est en toi que notre cœur se confie, et nous sommes secourus. Nos cœurs sont dans la joie, et nous te louons par nos chants.

SUR TA PAROLE ! **1 Jean 4 : 16-17** Et nous, nous avons connu l'amour que Dieu a pour nous, et nous y avons cru. Dieu est amour ; et celui qui demeure dans l'amour demeure en Dieu, et Dieu demeure en lui. Tel il est, tels nous sommes aussi dans ce monde : c'est en cela que l'amour est parfait en nous, afin que nous ayons de l'assurance au jour du jugement.

Notre Dieu nous connaissons l'amour que tu as pour nous, nous y avons cru. Dieu tu es amour ; Nous demeurons dans l'amour parce que nous demeurons en toi notre Dieu, et toi, tu demeures en nous. Tel tu es, tels nous sommes aussi dans ce monde : c'est en cela que l'amour est parfait en nous, afin que nous ayons de l'assurance au jour du jugement.

SUR TA PAROLE ! **Jérémie 17 : 7** Béni soit l'homme qui se confie en l'Eternel et place sa confiance en l'Eternel.

Nous sommes bénis, parce que nous nous confions en toi Eternel, nous plaçons notre confiance en toi.

SUR TA PAROLE ! **Hébreux 13 : 6** C'est donc avec assurance que nous pouvons dire : Le Seigneur est mon aide, je ne craindrai rien ; Que peut me faire un homme ?

C'est avec assurance que nous pouvons dire : Seigneur tu es notre aide, nous ne craignons rien ; Que peut nous faire un homme?

SUR TA PAROLE ! **Hébreux 10 : 23** Restons fermement attachés à l'espérance que nous reconnaissons comme vraie, car celui qui nous a fait les promesses est digne de confiance.

Nous restons fermement attachés à l'espérance que nous reconnaissons comme vraie, car celui qui nous a fait les promesses est digne de confiance.

SUR TA PAROLE ! **Psaume 27 : 3** Si une armée prend position contre moi, mon cœur n'éprouve aucune crainte. Si une guerre s'élève contre moi, je reste malgré cela plein de confiance.

Si une armée prend position contre nous, notre cœur n'éprouve aucune crainte. Si une guerre s'élève contre nous, nous restons malgré cela pleins de confiance.

SUR TA PAROLE ! **Psaume 52 : 8** Et moi, je suis dans la maison de Dieu comme un olivier verdoyant, Je me confie dans la bonté de Dieu, éternellement et à jamais.

Nous sommes dans ta maison notre Dieu comme des oliviers verdoyants, nous nous confions dans ta bonté notre Dieu, éternellement et à jamais.

SUR TA PAROLE ! **Matthieu 11 : 29** Prenez mon joug sur vous et recevez mes instructions, car je suis doux et humble de cœur ; et vous trouverez du repos pour vos âmes.

Nous prenons ton joug sur nous et nous recevons tes instructions, car tu es doux et humble de cœur ; et nous trouvons du repos pour nos âmes.

SUR TA PAROLE ! **2 Samuel 7 : 28** Maintenant, Seigneur Eternel, tu es Dieu, et tes paroles sont vérité, et tu as annoncé cette grâce à ton serviteur.

Maintenant, Seigneur Eternel, tu es Dieu, et tes paroles sont vérité, et tu nous as annoncé cette grâce à nous tes serviteurs.

Car c'est à toi qu'appartiennent, dans tous les siècles,
le règne, la puissance et la gloire

Car c´est à toi qu'appartiennent, dans tous les siècles,
le règne, la puissance et la gloire

L'Identité en Christ

Car c´est à toi qu'appartiennent, dans tous les siècles,
le règne, la puissance et la gloire

L'Identité en Christ

SUR TA PAROLE ! **Ezéchiel 36 : 26** Je vous donnerai un cœur nouveau, et je mettrai en vous un esprit nouveau ; j'ôterai de votre corps le cœur de pierre, et je vous donnerai un cœur de chair.

Tu nous as donné par Jésus un cœur nouveau, et tu as mis en nous un esprit nouveau ; tu ôtes de notre corps le cœur de pierre, et tu nous donnes un cœur de chair.

SUR TA PAROLE ! **2 Corinthiens 5 : 17** Si quelqu'un est en Christ, il est une nouvelle créature. Les choses anciennes sont passées ; voici, toutes choses sont devenues nouvelles.

Puisque nous sommes en Christ, nous sommes une nouvelle créature. Les choses anciennes sont passées ; voici, toutes choses sont devenues nouvelles.

SUR TA PAROLE ! **Ésaïe 43 : 18-19** « Ne vous rappelez plus les événements du passé, ne considérez plus les choses d'autrefois ; je vais réaliser une chose nouvelle qui est prête à éclore, ne la reconnaîtrez-vous pas ? J'ouvrirai un chemin à travers le désert et je ferai jaillir des fleuves dans les endroits arides.

Nous ne voulons plus nous rappeler les événements du passé, ni considérer les choses d'autrefois ; Seigneur tu réalises une chose nouvelle qui est prête à éclore… Tu nous ouvres un chemin à travers le désert et tu fais jaillir des fleuves dans les endroits arides.

SUR TA PAROLE ! **Éphésiens 2 : 10** Ce que nous sommes, nous le devons à Dieu ; car par notre union avec le Christ Jésus, Dieu nous a créés pour une vie riche d'œuvres bonnes qu'il a préparées à l'avance afin que nous les accomplissions.

Ce que nous sommes, nous te le devons notre Dieu ; car par notre union avec le Christ Jésus, tu nous as créés pour une vie riche d'œuvres bonnes que tu as préparées à l'avance afin que nous les accomplissions.

SUR TA PAROLE ! **Romains 6 : 4** Nous avons donc été ensevelis avec lui par le baptême en sa mort, afin que, comme Christ est ressuscité des morts par la gloire du Père, de même nous aussi nous marchions en nouveauté de vie.

Nous avons été ensevelis avec toi Jésus par le baptême en ta mort, afin que, comme tu es ressuscité des morts par la gloire du Père, de même nous aussi, nous marchions en nouveauté de vie.

SUR TA PAROLE ! **Colossiens 3 : 12** Ainsi, puisque Dieu vous a choisis pour lui appartenir et qu'il vous aime, revêtez-vous d'ardente bonté, de bienveillance, d'humilité, de douceur, de patience.

Tu nous as choisis pour t'appartenir, tu nous aimes, nous nous revêtons d'ardente bonté, de bienveillance, d'humilité, de douceur, de patience.

SUR TA PAROLE ! **Colossiens 3 : 10** …et vous vous êtes revêtus de l'homme nouveau. Celui-ci se renouvelle pour être l'image de son Créateur afin de parvenir à la pleine connaissance.

Nous nous sommes revêtus de l'homme nouveau. Celui-ci se renouvelle pour être l'image de notre Créateur afin de parvenir à la pleine connaissance.

SUR TA PAROLE ! **Actes 10 : 38** …vous savez comment Dieu a oint du Saint Esprit et de force Jésus de Nazareth, qui allait de lieu en lieu faisant du bien et guérissant tous ceux qui étaient sous l'empire du diable, car Dieu était avec lui.

Nous savons notre Dieu comment tu as oint du Saint Esprit et de force Jésus de Nazareth, qui allait de lieu en lieu faisant du bien et guérissant tous ceux qui étaient sous l'empire du diable, car Dieu était avec lui comme tu es avec nous.

SUR TA PAROLE ! **Jean 6 : 56** Celui qui mange mon corps et qui boit mon sang demeure en moi, et moi je demeure en lui.

Nous mangeons ton corps et nous buvons ton sang nous demeurons en toi, et tu demeures en nous.

La Foi

Assurance en Dieu

Car c´est à toi qu'appartiennent, dans tous les siècles,
le règne, la puissance et la gloire

La Foi

Assurance en Dieu

Car c´est à toi qu'appartiennent, dans tous les siècles,
le règne, la puissance et la gloire

SUR TA PAROLE ! **Deutéronome 3 : 2** L´Éternel me dit : Ne le crains point...

Éternel tu nous dis « Ne craignons point …»

SUR TA PAROLE ! **Deutéronome 3 : 22** Ne les craignez point ; car l´Éternel, votre Dieu, combattra lui-même pour vous.

Éternel notre Dieu, nous ne les craignons point car tu combats toi-même pour nous.

SUR TA PAROLE ! **2 Chroniques 20 : 15** Ainsi vous parle l´Éternel : Ne craignez point et ne vous effrayez point devant cette multitude nombreuse, car ce ne sera pas vous qui combattrez, ce sera Dieu.

Nous ne craignons point et nous ne nous effrayons point devant cette multitude nombreuse, car ce n'est pas nous qui combattons, c'est toi notre Dieu.

SUR TA PAROLE ! **Psaume 27 : 14** Attends-toi donc à l'Eternel ! Sois fort ! Affermis ton courage ! Oui, attends-toi à l'Eternel !

Nous nous attendons donc à toi Eternel! Nous sommes forts ! Nous affermissons notre courage ! Oui, Nous nous attendons à toi Eternel !

SUR TA PAROLE ! **Psaume 37 : 7** Demeure en silence devant l'Eternel. Attends-toi à lui ;

Nous demeurons en silence devant toi Eternel. Nous nous attendons à toi ;

SUR TA PAROLE ! **Psaume 40 : 2** J'ai mis tout mon espoir en l'Eternel ;

Nous avons mis tout notre espoir en toi Eternel ;

SUR TA PAROLE ! **Matthieu 6 : 34** Ne vous inquiétez pas pour le lendemain ; le lendemain se souciera de lui-même. A chaque jour suffit sa peine.

Nous ne nous inquiétons pas pour le lendemain ; le lendemain se souciera de lui-même. A chaque jour suffit sa peine.

SUR TA PAROLE ! **Deutéronome 4 : 31** …car l'Éternel, ton Dieu, est un Dieu de miséricorde, qui ne t'abandonnera point et ne te détruira point : il n'oubliera pas l'alliance de tes pères, qu'il leur a jurée.

Éternel notre Dieu tu es un Dieu de miséricorde, qui ne nous abandonne point et ne nous détruit point : tu n'oublies pas l'alliance de nos pères, que tu leur as jurée.

SUR TA PAROLE ! **Romains 12 : 12** Réjouissez-vous dans l'espérance et soyez patients dans la détresse. Persévérez dans la prière.

Nous nous réjouissons dans l'espérance et nous sommes patients dans la détresse. Nous persévérons dans la prière.

SUR TA PAROLE ! **1 Chroniques 22 : 13** Oui, tu réussiras, si tu veilles à obéir aux ordonnances et aux lois que l'Eternel a prescrites à Moïse pour Israël. Prends courage et tiens bon, ne crains rien et ne te laisse pas effrayer !

Oui, nous réussirons, si nous veillons à obéir aux ordonnances et aux lois Eternel que tu as prescrites à Moïse pour Israël. Nous prenons courage et nous tenons bon, nous ne craignons rien et nous ne nous laissons pas effrayer !

SUR TA PAROLE ! **Jacques 2 : 18** …je te montrerai ma foi par mes actes.

Nous montrons notre foi par nos actes.

SUR TA PAROLE ! **Ésaïe 58 : 11** L'Eternel sera ton guide constamment. Il pourvoira à tes besoins dans les déserts arides, il te fortifiera et tu ressembleras à un jardin bien arrosé, à une source vive aux eaux intarissables.

Eternel tu es notre guide constamment. Tu pourvois à nos besoins dans les déserts arides, tu nous fortifies et nous ressemblons à un jardin bien arrosé, à une source vive aux eaux intarissables.

SUR TA PAROLE ! **Hébreux 4 : 10** Car celui qui est entré dans le repos de Dieu se repose de ses œuvres, comme Dieu s'est reposé des siennes.

Nous entrons dans ton repos notre Dieu et nous nous reposons de nos œuvres, comme tu t'es reposé des tiennes.

SUR TA PAROLE ! **Jacques 1 : 2-3** Mes frères, quand vous passez par toutes sortes d'épreuves, considérez-vous comme heureux. Car vous le savez : la mise à l'épreuve de votre foi produit l'endurance.

Lorsque nous passons par toutes sortes d'épreuves, nous nous considérons comme heureux. Car nous le savons : la mise à l'épreuve de notre foi produit l'endurance.

SUR TA PAROLE ! **Matthieu 6 : 31-32** Ne vous inquiétez donc pas et ne dites pas : « Que mangerons-nous ? » ou : « Que boirons-nous ? Avec quoi nous habillerons-nous ? Toutes ces choses, les païens s'en préoccupent sans cesse. Mais votre Père, qui est aux cieux, sait que vous en avez besoin.

Nous ne nous inquiétons pas, et nous ne disons pas : « Que mangerons-nous ? » ou : « Que boirons-nous ? Avec quoi nous habillerons-nous ? » Toutes ces choses, les païens s'en préoccupent sans cesse. Mais notre Père, qui est aux cieux, tu sais que nous en avons besoin.

SUR TA PAROLE ! **Jérémie 17 : 7-8** Béni soit l'homme qui se confie en l'Eternel et place sa confiance en l'Eternel. Il sera comme un arbre planté près d'un cours d'eau qui étend ses racines vers le ruisseau, il ne redoute rien lorsque vient la chaleur : ses feuilles restent vertes ; il ne s'inquiète pas pendant l'année de sécheresse, et il ne cesse pas de produire du fruit.

Nous sommes bénis parce que nous nous confions en toi Eternel et nous plaçons notre confiance en toi. Nous sommes comme un arbre planté près d'un cours d'eau qui étend ses racines vers le ruisseau, nous ne redoutons rien lorsque vient la chaleur : nos feuilles restent vertes ; nous ne nous inquiétons pas pendant l'année de sécheresse, et nous ne cessons pas de produire du fruit.

SUR TA PAROLE ! **2 Samuel 7 : 28** Maintenant, Seigneur Eternel, c'est toi qui es Dieu, tes paroles sont vérité, et tu as annoncé ce bienfait à ton serviteur.

Seigneur Eternel, c'est toi qui est Dieu, tes paroles sont vérité, et tu nous as annoncé ce bienfait à nous tes serviteurs.

SUR TA PAROLE ! **Josué 1 : 5** Nul ne tiendra devant toi, tant que tu vivras. Je serai avec toi, comme j'ai été avec Moïse ; je ne te délaisserai point, je ne t'abandonnerai point.

Nul ne tiendra devant nous, tant que nous vivrons. Tu es avec nous, comme tu l'as été avec Moïse ; tu ne nous délaisses point, tu ne nous abandonnes point.

SUR TA PAROLE ! **Josué 1 : 3** Tout lieu que foulera la plante de votre pied, je vous le donne, comme je l´ai dit à Moïse.

Tout lieu que foule la plante de notre pied, tu nous le donnes, comme tu l'as dit à Moïse.

SUR TA PAROLE ! **Psaume 139 : 9-10** Si je prends les ailes de l'aurore pour habiter à l'extrémité de la mer, là aussi ta main me conduira, Et ta droite me saisira.

Si nous prenons les ailes de l'aurore pour habiter à l'extrémité de la mer, là aussi ta main nous conduit, Et ta droite nous saisit.

SUR TA PAROLE ! **Matthieu 7 : 9-11** Qui de vous donnera un caillou à son fils quand celui-ci lui demande du pain ? Ou bien, s'il lui demande un poisson, lui donnera-t-il un serpent ? Si donc, tout mauvais que vous êtes, vous savez donner de bonnes choses à vos enfants, à combien plus forte raison votre Père céleste donnera-t-il de bonnes choses à ceux qui les lui demandent.

Si donc, tout mauvais que nous sommes, nous savons donner de bonnes choses à nos enfants, à combien plus forte raison notre Père céleste tu nous donnes de bonnes choses si nous te les demandons.

SUR TA PAROLE ! **1 Jean 5 : 14** Et voici quelle assurance nous avons devant Dieu : si nous demandons quelque chose qui est conforme à sa volonté, il nous écoute.

Nous avons de l'assurance devant toi notre Dieu : si nous demandons quelque chose qui est conforme à ta volonté, tu nous écoutes.

SUR TA PAROLE ! **Matthieu 21 : 22** Si vous priez avec foi, tout ce que vous demanderez, vous l'obtiendrez.

Nous prions avec foi, tout ce que nous demandons, nous l'obtenons.

SUR TA PAROLE ! **Psaume 51 : 12** O Dieu, crée en moi un cœur pur, renouvelle en moi un esprit bien disposé !

O Dieu, crée en nous un cœur pur, renouvelle en nous un esprit bien disposé !

SUR TA PAROLE ! **Proverbes 19 : 23** La crainte de l'Éternel mène à la vie, Et l'on passe la nuit rassasié, sans être visité par le malheur.

Nous avons la crainte de l'Éternel qui mène à la vie, Et nous passons la nuit rassasiée, sans être visités par le malheur.

SUR TA PAROLE ! **Romains 8 : 38-39** Car j'ai l'assurance que ni la mort ni la vie, ni les anges ni les dominations, ni les choses présentes ni les choses à venir, ni les puissances, ni la hauteur, ni la profondeur, ni aucune autre créature ne pourra nous séparer de l'amour de Dieu manifesté en Jésus Christ notre Seigneur.

Nous avons l'assurance que ni la mort ni la vie, ni les anges ni les dominations, ni les choses présentes ni les choses à venir, ni les puissances, ni la hauteur, ni la profondeur, ni aucune autre créature ne peut nous séparer de l'amour de Dieu manifesté en Jésus Christ notre Seigneur.

SUR TA PAROLE ! **1 Thessaloniciens 5 : 16-18** Soyez toujours dans la joie. Priez sans cesse. Remerciez Dieu en toute circonstance : telle est pour vous la volonté que Dieu a exprimée en Jésus-Christ.

Nous sommes toujours dans la joie. Nous prions sans cesse. Nous te remercions notre Dieu en toute circonstance : telle est pour nous ta volonté que tu as exprimée en Jésus-Christ.

SUR TA PAROLE ! **Romains 3 : 25-26** C'est lui que Dieu a destiné, par son sang, à être pour ceux qui croiraient, victime propitiatoire, afin de montrer sa justice, parce qu'il avait laissé impunis les péchés commis auparavant, au temps de sa patience, afin, dis-je, de montrer sa justice dans le temps présent, de manière à être juste tout en justifiant celui qui a la foi en Jésus.

C'est lui notre Dieu que tu as destiné, par son sang, à être, pour ceux qui croiraient victime propitiatoire, afin de montrer ta justice, parce que tu avais laissé impunis les péchés commis auparavant, au temps de ta patience, afin de montrer ta justice dans le temps présent, de manière à être juste tout en justifiant celui qui a la foi en Jésus.

SUR TA PAROLE ! **Psaume 27 : 1** Oui, l'Eternel est ma lumière et mon Sauveur : de qui aurais-je crainte ? L'Eternel protège ma vie : de qui aurais-je peur ?

Oui Eternel, tu es notre lumière et notre Sauveur : de qui aurions-nous crainte ? Eternel, tu protèges notre vie : de qui aurions-nous peur ?

SUR TA PAROLE ! **Exode 14 : 14** L'Eternel combattra pour vous, et vous, tenez-vous tranquilles.

Eternel tu combats pour nous, et nous, tenons-nous tranquilles.

SUR TA PAROLE ! **Psaume 28 : 7** L'Eternel est ma force, mon bouclier. En lui je me confie ; il vient à mon secours. Aussi mon cœur bondit de joie. Je veux chanter pour le louer.

Eternel tu es notre force, notre bouclier. En toi nous nous confions ; tu viens à notre secours. Aussi notre cœur bondit de joie. Nous voulons chanter pour te louer.

SUR TA PAROLE ! **1 Corinthiens 2 : 5** …afin que votre foi soit fondée non sur la sagesse des hommes, mais sur la puissance de Dieu.

Notre foi est fondée non sur la sagesse des hommes, mais sur ta puissance notre Dieu.

SUR TA PAROLE ! **Lamentations 3 : 24-26**

L'Eternel est mon bien, c'est pourquoi je compte sur lui. L'Eternel est plein de bonté pour ceux qui ont confiance en lui, pour ceux qui se tournent vers lui. Il est bon d'attendre en silence de l'Eternel la délivrance.

Eternel tu es notre bien, c'est pourquoi nous comptons sur toi. Eternel tu es plein de bonté pour nous qui avons confiance en toi, pour nous qui nous tournons vers toi. Il est bon d'attendre en silence, de toi Eternel, la délivrance.

SUR TA PAROLE ! **Psaume 131 : 2** je suis resté tranquille et dans le calme. Je me sentais comme un nourrisson rassasié dans les bras de sa mère, comme un nourrisson apaisé.

Nous restons tranquilles et dans le calme. Nous nous sentons comme un nourrisson rassasié dans les bras de notre mère, comme un nourrisson apaisé.

SUR TA PAROLE ! **Hébreux 4 : 16** Approchons-nous donc du trône du Dieu de grâce avec une pleine assurance. Là, Dieu nous accordera sa bonté et nous donnera sa grâce pour que nous soyons secourus au bon moment.

Nous nous approchons du trône du Dieu de grâce avec une pleine assurance. Là, notre Dieu tu nous accordes ta bonté et tu nous donnes ta grâce pour que nous soyons secourus au bon moment.

Car c'est à toi qu'appartiennent, dans tous les siècles,
le règne, la puissance et la gloire

L'Assurance du salut

Car c'est à toi qu'appartiennent, dans tous les siècles,
le règne, la puissance et la gloire

Car c´est à toi qu'appartiennent, dans tous les siècles,
le règne, la puissance et la gloire

L'Assurance du salut

Car c´est à toi qu'appartiennent, dans tous les siècles,
le règne, la puissance et la gloire

SUR TA PAROLE ! **Psaume 91 : 1...16** 1 Celui qui demeure sous l'abri du Très haut… Je le comblerai de jours et je lui ferai connaître mon salut.

Nous demeurons sous l'abri du Très haut … tu nous combleras de jours et tu nous fais connaître ton salut.

SUR TA PAROLE ! **Psaume 62 : 2** C'est en Dieu seul que, dans le calme, je me remets : mon salut vient de lui.

C'est en toi seul mon Dieu que, dans le calme, je me remets : mon salut vient de toi.

SUR TA PAROLE ! **Psaume 62 : 2-3** Oui, c'est en Dieu que mon âme se confie ; de lui vient mon salut. Oui, c'est lui mon rocher et mon salut, ma forteresse : je ne serai guère ébranlé.

Oui c'est en toi mon Dieu que mon âme se confie ; de toi vient mon salut. Oui, c'est toi mon rocher et mon salut, ma forteresse : je ne serai guère ébranlé.

SUR TA PAROLE ! **Lamentations 3 : 57-58** Au jour où je t'ai invoqué, tu es venu auprès de moi, tu m'as dit : « N'aie pas peur ! » Seigneur, tu as plaidé ma cause, tu m'as sauvé la vie.

Au jour où je t'ai invoqué, tu es venu auprès de moi, tu m'as dis de ne pas avoir peur. Seigneur, tu as plaidé ma cause, tu m'as sauvé la vie.

SUR TA PAROLE ! **2 Corinthiens 6 : 2** Dieu déclare dans l'Ecriture : Au moment favorable, j'ai répondu à ton appel, et au jour du salut, je suis venu à ton secours. Or, c'est maintenant, le moment tout à fait favorable ; c'est aujourd'hui, le jour du salut.

Notre Dieu, tu déclares dans l'Ecriture que : Au moment favorable, tu as répondu à notre appel, et au jour du salut, tu es venu à notre secours. C'est maintenant, le moment tout à fait favorable ; c'est aujourd'hui, le jour du salut.

SUR TA PAROLE ! Romains 10 : 13 Car quiconque invoquera le Nom du Seigneur sera sauvé.

Car nous invoquons ton Nom Seigneur, nous sommes sauvés.

SUR TA PAROLE ! **Malachie 4 : 2-3** Mais pour vous qui reconnaissez mon autorité, voici ma promesse : ma puissance de salut va apparaître comme le soleil levant qui apporte la guérison dans ses rayons. Vous serez libres et vous bondirez de joie comme des veaux au sortir de l'étable, Et vous foulerez les méchants, Car ils seront comme de la cendre Sous la plante de vos pieds, Au jour que je prépare, Dit l'Éternel des armées.

Pour nous qui reconnaissons ton autorité, voici ta promesse : ta puissance de salut est apparue en Jésus comme le soleil levant qui apporte la guérison dans ses rayons. Nous sommes libres et nous bondissons de joie comme des veaux au sortir de l'étable, Et nous foulons les méchants, ils sont comme de la cendre sous la plante de nos pieds, comme tu nous le dis Éternel des armées.

SUR TA PAROLE ! **Éphésiens 1 : 13** Et en Christ, vous aussi, vous avez entendu le message de vérité, cet Evangile qui vous apportait le salut ; oui, c'est aussi en Christ que vous qui avez cru, vous avez obtenu de Dieu l'Esprit Saint qu'il avait promis et par lequel il vous a marqués de son sceau pour lui appartenir.

En Christ, nous avons entendu le message de vérité, cet Evangile qui nous apporte le salut ; oui, c'est en Christ que nous avons cru, nous avons obtenu de Dieu l'Esprit Saint que, Jésus tu nous as promis et par lequel tu nous as marqués de ton sceau pour t'appartenir.

SUR TA PAROLE ! **Ésaïe 43 : 4** Oui, parce que tu m'es précieux, et que tu as du prix pour moi, et que je t'aime, je donnerai des hommes en échange de toi, et des nations contre ta vie.

Oui, parce que nous sommes précieux, et que nous avons du prix pour toi, et que tu nous aimes, tu as donné Jésus pour nous, pour prix et rachat de notre vie.

SUR TA PAROLE ! **Éphésiens 1 : 7** En lui, par son sang, nous sommes rachetés, pardonnés de nos fautes, conformément à la richesse de sa grâce.

En lui, par ton sang, nous sommes rachetés, pardonnés de nos fautes, conformément à la richesse de ta grâce.

SUR TA PAROLE ! **Romains 5 : 9** A plus forte raison donc, maintenant que nous sommes justifiés par son sang, serons-nous sauvés par lui de la colère.

A plus forte raison donc, maintenant que nous sommes justifiés par son sang, serons-nous sauvés par lui de la colère.

SUR TA PAROLE ! **Tite 3 : 5** Il nous a sauvés parce qu'il a eu pitié de nous, en nous faisant passer par le bain purificateur de la nouvelle naissance, c'est-à-dire en nous renouvelant par le Saint-Esprit.

Tu nous as sauvés parce que tu as eu pitié de nous, en nous faisant passer par le bain purificateur de la nouvelle naissance, c'est-à-dire en nous renouvelant par le Saint-Esprit.

SUR TA PAROLE ! **Marc 16 : 16** Celui qui croira et sera baptisé sera sauvé,

Nous croyons et nous sommes baptisés alors nous sommes sauvés,

SUR TA PAROLE ! **Marc 10 : 15** Je vous le dis en vérité : celui qui n'accueille pas le royaume de Dieu comme un petit enfant n'y entrera pas.

Nous avons accueilli ton royaume notre Dieu comme un petit enfant, nous sommes entrés dans ton royaume.

SUR TA PAROLE ! **Ésaïe 61 : 10** Je serai plein de joie, l'Eternel en sera la source. J'exulterai à cause de mon Dieu, parce qu'il m'aura revêtu des habits du salut et qu'il m'aura enveloppé du manteau de justice, comme le fiancé se pare d'un turban, tout comme un prêtre, et comme la mariée s'orne de ses bijoux.

Je suis plein de joie, Eternel tu en es la source. J'exulte à cause de toi mon Dieu, parce que tu m'as revêtu des habits du salut et que tu m'as enveloppé du manteau de justice, comme le fiancé se pare d'un turban, tout comme un prêtre, et comme la mariée s'orne de ses bijoux.

SUR TA PAROLE ! **Psaume 21 : 7** Tu fais de lui la source de bénédictions éternelles, tu le remplis de joie par ta présence.

Tu fais de nous la source de bénédictions éternelles, tu nous remplis de joie par ta présence.

SUR TA PAROLE ! **Hébreux 9 : 28** De même Christ, qui s'est offert une seule fois pour porter les péchés de plusieurs, apparaîtra sans péché une seconde fois à ceux qui l'attendent pour leur salut.

Nous déclarons que Christ qui s'est offert une seule fois pour porter nos péchés, apparaîtra sans péché une seconde fois pour nous qui l'attendons pour notre salut.

SUR TA PAROLE ! **Jean 14 : 3** ...Lorsque je vous aurai préparé une place, je reviendrai et je vous prendrai avec moi, afin que vous soyez, vous aussi, là où je suis.

Jésus, tu as dit que lorsque tu nous auras préparé une place, tu reviendras et tu nous prendras avec toi, afin que nous soyons, nous aussi, là où tu es.

SUR TA PAROLE ! **Luc 12 : 40** Vous aussi, tenez-vous prêts, car le Fils de l'homme viendra à l'heure où vous n'y penserez pas.

Nous nous tenons prêts, car le Fils de l'homme viendra à l'heure où nous n'y penserons pas.

SUR TA PAROLE ! **Luc 21 : 19** …par votre persévérance vous sauverez vos âmes.

Nous persévérons et par notre persévérance nous sauverons nos âmes.

SUR TA PAROLE ! **Philippiens 1 : 21** Pour moi, en effet, la vie, c'est le Christ, et la mort est un gain.

Pour nous en effet, la vie, c'est Christ, et la mort nous est un gain.

SUR TA PAROLE ! **Romains 14 : 8** Si nous vivons, nous vivons pour le Seigneur, et si nous mourons, nous mourons pour le Seigneur. Ainsi, que nous vivions ou que nous mourions, nous appartenons au Seigneur.

Si nous vivons, nous vivons pour le Seigneur, et si nous mourons, nous mourons pour le Seigneur. Que nous vivions ou que nous mourions, nous t'appartenons Seigneur.

SUR TA PAROLE ! **Matthieu 24 : 14** Cette Bonne Nouvelle du règne de Dieu sera proclamée dans le monde entier pour que tous les peuples en entendent le témoignage. Alors seulement viendra la fin.

Nous participons activement à proclamer la Bonne Nouvelle du Royaume de notre Dieu pour qu'elle soit proclamée dans le monde entier et que tous les peuples en entendent le témoignage. Alors seulement viendra la fin.

SUR TA PAROLE ! **Luc 12 : 37** Heureux ces serviteurs que le maître, en arrivant, trouvera en train de veiller ! Vraiment, je vous l'assure, c'est lui qui se mettra en tenue de travail, les fera asseoir à table et passera de l'un à l'autre pour les servir.

Nous serons heureux, nous les serviteurs du maître, lorsqu'à son arrivée, il nous trouvera en train de veiller ! Vraiment je vous l'assure, c'est lui qui se mettra en tenue de travail, nous fera asseoir à table et passera de l'un à l'autre pour nous servir.

SUR TA PAROLE ! **Jacques 5 : 8** Vous aussi prenez patience, affermissez vos cœurs, car l'avènement du Seigneur est proche.

Nous prenons patience, nous affermissons nos cœurs, car ton avènement Seigneur, est proche.

SUR TA PAROLE ! **2 Corinthiens 5 : 8** Nous sommes pleins de confiance, et nous aimons mieux quitter ce corps et demeurer auprès du Seigneur.

Nous sommes pleins de confiance, et nous aimons mieux quitter ce corps et demeurer auprès de toi Seigneur.

SUR TA PAROLE ! Psaume 48 : 15 Voilà le Dieu qui est notre Dieu pour toujours et à perpétuité ; il sera notre guide jusqu'à la mort.

Voilà le Dieu qui est notre Dieu pour toujours et à perpétuité ; il sera notre guide jusqu'à la mort.

Car c´est à toi qu'appartiennent, dans tous les siècles,
le règne, la puissance et la gloire

La Grâce de Dieu

Car c´est à toi qu'appartiennent, dans tous les siècles,
le règne, la puissance et la gloire

Car c´est à toi qu'appartiennent, dans tous les siècles,
le règne, la puissance et la gloire

La Grâce de Dieu

Car c´est à toi qu'appartiennent, dans tous les siècles,
le règne, la puissance et la gloire

SUR TA PAROLE ! **Genèse 28 : 4** Qu´il te donne la bénédiction d´Abraham, à toi et à ta postérité avec toi, afin que tu possèdes le pays où tu habites comme étranger, et qu´il a donné à Abraham !

Tu nous donnes la bénédiction d´Abraham, à nous et à notre postérité avec nous, afin que nous possédions le pays où nous habitons comme étranger

SUR TA PAROLE ! **Psaume 103 : 13** Comme un père a compassion de ses enfants, L'Éternel a compassion de ceux qui le craignent.

Comme un père tu as compassion de nous tes enfants, Éternel tu as compassion de nous qui te craignons.

SUR TA PAROLE ! **Ésaïe 30 : 18** Cependant l'Éternel désire vous faire grâce, Et il se lèvera pour vous faire miséricorde ; Car l'Éternel est un Dieu juste : Heureux tous ceux qui espèrent en lui !

Éternel tu nous fais grâce, Et tu te lèves pour nous faire miséricorde ; Car Éternel tu es un Dieu juste : nous sommes heureux nous qui espérons en toi !

SUR TA PAROLE ! **Éphésiens 2 : 4-5** Mais Dieu est riche en bonté. Aussi, à cause du grand amour dont il nous a aimés, alors que nous étions spirituellement morts à cause de nos fautes, il nous a fait revivre les uns et les autres avec le Christ. C'est par la grâce que vous êtes sauvés.

Tu es riche en bonté notre Dieu. A cause du grand amour dont tu nous as aimés, alors que nous étions spirituellement morts à cause de nos fautes, tu nous as fait revivre les uns et les autres avec le Christ. C'est par la grâce que nous sommes sauvés.

SUR TA PAROLE ! **2 Timothée 1 : 10** Et maintenant elle a été révélée (la grâce) par la venue de notre Sauveur Jésus-Christ. Il a brisé la puissance de la mort et, par l'Evangile, a fait resplendir la lumière de la vie et de l'immortalité.

Par ta venue Jésus-Christ notre Sauveur, la puissance de la mort a été brisée et, par l'Evangile, la lumière de la vie et de l'immortalité resplendit.

SUR TA PAROLE ! **Tite 2 : 11-12** En effet, la grâce de Dieu s'est révélée comme une source de salut pour tous les hommes. Elle nous éduque et nous amène à nous détourner de tout mépris de Dieu et à rejeter les passions des gens de ce monde. Ainsi nous pourrons mener, dans le temps présent, une vie équilibrée, juste et pleine de respect pour Dieu,

En effet, ta grâce notre Dieu s'est révélée comme une source de salut pour nous les hommes. Elle nous éduque et nous amène à nous détourner de tout mépris de Dieu et à rejeter les passions des gens de ce monde. Ainsi nous pourrons mener, dans le temps présent, une vie équilibrée, juste et pleine de respect pour toi notre Dieu

SUR TA PAROLE ! **2 Corinthiens 12 : 9** Ma grâce te suffit, c'est dans la faiblesse que ma puissance se manifeste pleinement. C'est pourquoi je me vanterai plutôt de mes faiblesses, afin que la puissance du Christ repose sur moi.

Ta grâce nous suffit notre Dieu, c'est dans notre faiblesse que ta puissance se manifeste pleinement. C'est pourquoi nous nous vantons plutôt de nos faiblesses, afin que la puissance du Christ repose sur nous.

SUR TA PAROLE ! **Éphésiens1 : 5-6** Puisqu'il nous a aimés, il nous a destinés d'avance à être ses enfants qu'il voulait adopter par Jésus-Christ. Voilà ce que, dans sa bonté, il a voulu pour nous afin que nous célébrions la gloire de sa grâce qu'il nous a accordée en son Fils bien-aimé.

Tu nous as destinés d'avance à être tes enfants que tu voulais adopter par Jésus-Christ. Voilà ce que dans ta bonté, tu as voulu pour nous afin que nous célébrions la gloire de ta grâce que tu nous as accordée en ton Fils bien-aimé.

SUR TA PAROLE ! **Psaume 5 : 8** Par ta grâce infinie, je peux entrer dans ta maison et, en te révérant, me prosterner et t'adorer dans ton saint Temple.

Par ta grâce infinie, Nous pouvons entrer dans ta maison, et en te révérant, nous pouvons nous prosterner et t'adorer dans ton saint Temple.

SUR TA PAROLE ! **2 Samuel 7 : 29** Car c'est toi, Seigneur Eternel, qui as parlé, et par ta bénédiction la maison de ton serviteur sera bénie éternellement.

C'est toi Seigneur Eternel qui a parlé, et par ta bénédiction la maison de ton serviteur sera bénie éternellement.

SUR TA PAROLE ! **1 Pierre 1 : 2**

…Conformément à la prescience de Dieu le Père et conduits à la sainteté par l'Esprit afin de devenir obéissants et d'être purifiés par le sang de Jésus-Christ : que la grâce et la paix vous soient multipliées !

Conformément à ta prescience notre Dieu notre Père et, conduits à la sainteté par l'Esprit afin de devenir obéissants et d'être purifiés par le sang de Jésus-Christ : que la grâce et la paix nous soient multipliées !

Car c´est à toi qu'appartiennent, dans tous les siècles,
le règne, la puissance et la gloire

Car c´est à toi qu'appartiennent, dans tous les siècles,
le règne, la puissance et la gloire

La Souveraineté de Dieu

Car c´est à toi qu'appartiennent, dans tous les siècles,
le règne, la puissance et la gloire

Car c´est à toi qu'appartiennent, dans tous les siècles,
le règne, la puissance et la gloire

La Souveraineté de Dieu

SUR TA PAROLE ! **Psaume 103 : 19** Dans les cieux, l'Eternel a établi son trône : il est le Roi, le Maître de l'univers entier.

Dans les cieux Eternel tu as établi ton trône : tu es le Roi, le Maître de l'univers entier.

SUR TA PAROLE ! **Psaume 102 : 26** Autrefois tu as fondé la terre, et le ciel est l'œuvre de tes mains.

C'est toi qui as fondé la terre, et le ciel est l'œuvre de tes mains.

SUR TA PAROLE ! **Apocalypse 15 : 3** Seigneur, Dieu Tout-Puissant, tout ce que tu as fait est grand et admirable. Roi des nations, ce que tu fais est juste et conforme à la vérité !

Mon Seigneur, Dieu Tout-Puissant, tout ce que tu as fait est grand et admirable. Roi des nations, ce que tu fais est juste et conforme à la vérité !

SUR TA PAROLE ! **Nombres 23 : 19** Dieu n'est pas homme pour mentir, ni humain pour se repentir. A-t-il jamais parlé sans qu'il tienne parole? Et n'accomplit-il pas ce qu'il a déclaré ?

Notre Dieu tu n'es pas un homme pour mentir, ni humain pour te repentir. Lorsque tu parles, tu tiens parole et tu accomplis ce que tu déclares.

SUR TA PAROLE ! **Psaume 33 : 9** …car il parle, et la chose arrive, il ordonne, et elle existe.

Car tu parles, et la chose arrive, tu ordonnes, et elle existe.

SUR TA PAROLE ! **Jérémie 1 : 12** Et l'Eternel m'a dit : « Tu as bien vu, car je veille à ce que ma parole s'accomplisse. »

Eternel tu veilles à ce que ta parole s'accomplisse.

SUR TA PAROLE ! **Matthieu 24 : 35** Le ciel et la terre passeront, mais mes paroles ne passeront jamais.

Le ciel et la terre passeront, mais tes paroles ne passeront jamais.

SUR TA PAROLE ! **1 Jean 4 : 10** ce n'est pas nous qui avons aimé Dieu, mais c'est lui qui nous a aimés ; aussi a-t-il envoyé son Fils pour apaiser la colère de Dieu contre nous en s'offrant pour nos péchés.

Notre Dieu ce n'est pas nous qui t'avons aimé, mais c'est toi qui nous a aimés ; aussi tu as envoyé ton Fils pour apaiser ta colère contre nous en s'offrant pour nos péchés.

SUR TA PAROLE ! **Exode 33 : 17** L'Eternel dit à Moïse : « Je ferai aussi ce que tu me demandes là parce que tu as trouvé grâce à mes yeux et que je te connais par ton nom. »

Eternel, comme pour Moïse, en ton Fils Jésus, nous avons trouvé grâce à tes yeux, tu nous connais par nos noms et tu fais ce que nous te demandons qui est conforme à ta volonté.

SUR TA PAROLE ! **Jacques 4 : 15** Voici ce que vous devriez dire : « Si le Seigneur le veut, nous vivrons et nous ferons ceci ou cela ! »

Car, Seigneur si tu le veux, nous vivrons et nous ferons ceci ou cela !

SUR TA PAROLE ! **Ecclésiaste 3 : 11** Il a fait que toutes choses sont belles en leur temps ; il a mis dans leur cœur la pensée de l'éternité, bien que l'homme ne puisse pas saisir l'œuvre que Dieu fait, du commencement jusqu'à la fin.

Tu fais toutes choses belles en ton temps ; tu as mis dans nos cœurs la pensée de l'éternité, bien que nous ne puissions pas saisir l'œuvre que toi notre Dieu tu fais, du commencement jusqu'à la fin.

SUR TA PAROLE ! **2 Samuel 7 : 25** Maintenant, Éternel Dieu, fais subsister jusque dans l'éternité la parole que tu as prononcée sur ton serviteur et sur sa maison, et agis selon ta parole.

Maintenant Éternel Dieu, tu fais subsister jusque dans l'éternité la parole que tu as prononcée sur tes serviteurs et sur leurs maisons, et tu agis selon ta parole.

SUR TA PAROLE ! **1 Thessaloniciens 4 : 18** Encouragez-vous donc les uns les autres par ces paroles.

Nous nous encourageons les uns et les autres par ces paroles.

SUR TA PAROLE ! **2 Samuel 7 : 26** Que l'on dise éternellement la grandeur de ton nom en affirmant: L'Eternel, le maître de l'univers, est le Dieu d'Israël' et que la maison de ton serviteur David soit affermie devant toi !

Nous déclarons éternellement la grandeur de ton nom Eternel, en affirmant que tu es le maître de l'univers, tu es le Dieu d'Israël et, que la maison de ton serviteur soit affermie devant toi !

SUR TA PAROLE ! **1 Rois 8 : 56** « Béni soit l'Eternel, qui a donné du repos à son peuple, Israël, conformément à toutes ses promesses ! De toutes les bonnes paroles qu'il avait prononcées par l'intermédiaire de son serviteur Moïse, aucune n'est restée sans effet.

Béni sois-tu Eternel, toi qui nous a donné du repos, à nous ton peuple, conformément à toutes tes promesses ! De toutes les bonnes paroles que tu as prononcées par l'intermédiaire de ton serviteur Moïse, aucune n'est restée sans effet.

Car c´est à toi qu'appartiennent, dans tous les siècles,
le règne, la puissance et la gloire

Car c'est à toi qu'appartiennent, dans tous les siècles,
le règne, la puissance et la gloire

A toi le règne et la Gloire

Car c'est à toi qu'appartiennent, dans tous les siècles,
le règne, la puissance et la gloire

Car c´est à toi qu'appartiennent, dans tous les siècles,
le règne, la puissance et la gloire

A toi le règne et la Gloire

Car c´est à toi qu'appartiennent, dans tous les siècles,
le règne, la puissance et la gloire

SUR TA PAROLE ! **1 Chroniques 16 : 30-33** Vous, gens du monde entier, tremblez devant sa face ! Le monde est ferme, il n'est pas ébranlé. Que le ciel soit en joie ! Et que la terre exulte ! Qu'aux nations, on proclame que l'Eternel est roi ! Que la mer retentisse et tout ce qui l'habite ! Que toute la campagne et tout ce qui s'y trouve exultent d'allégresse ! Que dans les bois, les arbres poussent des cris de joie devant l'Eternel, car il vient juger la terre.

Nous, gens du monde entier, nous tremblons devant ta face ! Le monde est ferme, il n'est pas ébranlé. Que, le ciel soit en joie ! Et que la terre exulte ! Aux nations, nous proclamons Eternel que tu es Roi ! Que la mer retentisse et tout ce qui l'habite ! Que toute la campagne et tout ce qui s'y trouve exultent d'allégresse ! Que dans les bois, les arbres poussent des cris de joie devant toi Eternel, car tu viens juger la terre.

SUR TA PAROLE ! **Psaume 145 : 9** L'Éternel est bon envers tous, Et ses compassions s'étendent sur toutes ses œuvres.

Eternel Tu es bon envers tous, et tes compassions s'étendent sur toutes tes œuvres.

SUR TA PAROLE ! **Psaume 51 : 17** Seigneur ! Ouvre mes lèvres, Et ma bouche proclamera ta louange.

Seigneur ! Ouvre mes lèvres, Et ma bouche proclamera ta louange.

SUR TA PAROLE ! **Psaume 71 : 6** Depuis ma naissance je m'appuie sur toi : c'est toi qui m'as fait sortir du ventre de ma mère. Tu es sans cesse l'objet de mes louanges.

Depuis notre naissance nous nous appuyons sur toi : c'est toi qui nous as fait sortir du ventre de notre mère. Tu es sans cesse l'objet de nos louanges.

SUR TA PAROLE ! **Psaume 139 : 14-16** Merci d'avoir fait de moi une créature aussi merveilleuse : tu fais des merveilles, et je le reconnais bien. Mon corps n'était pas caché à tes yeux quand, dans le secret, je fus façonné et tissé comme dans les profondeurs de la terre. Je n'étais encore qu'une masse informe, mais tu me voyais et, dans ton registre, se trouvaient déjà inscrits tous les jours que tu m'avais destinés alors qu'aucun d'eux n'existait encore.

Merci mon Dieu d'avoir fait de moi une créature aussi merveilleuse : tu fais des merveilles, et je le reconnais bien. Mon corps n'était pas caché à tes yeux, dans le secret, je fus façonné et tissé comme dans les profondeurs de la terre. Je n'étais encore qu'une masse informe, mais tu me voyais et, dans ton registre, se trouvaient déjà inscrits tous les jours que tu m'avais destinés alors qu'aucun d'eux n'existait encore.

SUR TA PAROLE ! **Psaume 136 : 11** Louez l'Éternel, car il est bon, Car sa miséricorde dure à toujours !

Nous te louons Éternel, car tu es bon, Car ta miséricorde dure à toujours !

SUR TA PAROLE ! **Psaume 68 : 20** Que le Seigneur soit loué jour après jour, c'est lui qui nous prend en charge. Ce Dieu est notre Sauveur.

Seigneur nous te louons jour après jour, c'est toi qui nous prends en charge. Notre Dieu tu es notre Sauveur.

SUR TA PAROLE ! **2 Samuel 22 : 47** Dieu est vivant ! Qu'il soit loué, lui qui est mon rocher ! Que l'on proclame la grandeur de Dieu, le rocher qui me sauve.

Notre Dieu tu es vivant ! Sois loué, tu es notre rocher ! Nous proclamons ta grandeur toi qui es le rocher qui nous sauve.

SUR TA PAROLE ! **Psaume 9 : 2-3** Je te louerai, Eternel, de tout mon cœur, je raconterai toutes tes merveilles. Je ferai de toi le sujet de ma joie et de mon allégresse, je chanterai ton nom, Dieu très-haut.

Nous te louons, Eternel, de tout notre cœur, nous raconterons toutes tes merveilles. Nous faisons de toi le sujet de notre joie et de notre allégresse, nous chantons ton nom, Dieu très-haut.

SUR TA PAROLE ! **Ésaïe 63 : 7** Je rappellerai les bontés de l'Eternel et les motifs de le louer : il a tout fait pour nous. Je dirai les nombreux bienfaits dont il a comblé Israël, le bien qu'il leur a fait dans sa tendresse et sa grande bonté.

Nous rappelons tes bontés Éternel et les motifs de te louer : tu as tout fait pour nous. Nous voulons dire les nombreux bienfaits dont tu nous as comblés, le bien que tu nous as fait dans ta tendresse et ta grande bonté.

SUR TA PAROLE ! **1 Thessaloniciens 5 : 18** Rendez grâces en toutes choses, car c´est à votre égard la volonté de Dieu en Jésus Christ.

Nous rendons grâces en toutes choses notre Dieu, car c´est à notre égard ta volonté en Jésus Christ.

SUR TA PAROLE ! **Psaume 63 : 5** Je te bénirai donc toute ma vie, j'élèverai mes mains en ton Nom !

Je te bénirai donc toute ma vie, j'élèverai mes mains en ton Nom !

SUR TA PAROLE ! **1 Chroniques 16 : 25** Car l'Éternel est grand, et digne de grandes louanges ; il est redoutable par-dessus tous les dieux.

Car Eternel tu es grand, et digne de grandes louanges ; tu es redoutable par-dessus tous les dieux.

SUR TA PAROLE ! **Ésaïe 44 : 23** Cieux, réjouissez-vous ! Car l'Éternel a agi ; Profondeurs de la terre, retentissez d'allégresse ! Montagnes, éclatez en cris de joie ! Vous aussi, forêts, avec tous vos arbres ! Car l'Éternel a racheté Jacob, Il a manifesté sa gloire en Israël.

Cieux, réjouissez-vous ! Car l'Éternel a agi ; Profondeurs de la terre, retentissez d'allégresse ! Montagnes, éclatez en cris de joie ! Vous aussi, forêts, avec tous vos arbres ! Car l'Éternel a racheté Jacob, Il a manifesté sa gloire en Israël.

SUR TA PAROLE ! **Psaume 66 : 4**

Toute la terre se prosterne devant toi et chante en ton honneur, elle chante ton nom.

SUR TA PAROLE ! **Apocalypse 5 : 9-10** Et ils chantaient un cantique nouveau, en disant : Tu es digne de prendre le livre, et d'en ouvrir les sceaux ; car tu as été immolé, et tu as racheté pour Dieu par ton sang des hommes de toute tribu, de toute langue, de tout peuple, et de toute nation ; tu as fait d'eux un royaume et des sacrificateurs pour notre Dieu, et ils régneront sur la terre.

Nous chantons un cantique nouveau, en disant : Tu es digne de prendre le livre, et d'en ouvrir les sceaux ; car tu as été immolé, et tu as racheté pour Dieu par ton sang des hommes de toute tribu, de toute langue, de tout peuple, et de toute nation ; tu as fait d'eux un royaume et des sacrificateurs pour notre Dieu, et ils régneront sur la terre.

SUR TA PAROLE ! **Apocalypse 5 : 13**

…A celui qui est assis sur le trône, et à l'agneau, soient la louange, l'honneur, la gloire et la force, aux siècles des siècles !

SUR TA PAROLE ! **Apocalypse 12 : 10-11** Et j'entendis dans le ciel une voix forte qui disait : Maintenant le salut est arrivé, et la puissance, et le règne de notre Dieu, et l'autorité de son Christ ; car il a été précipité, l'accusateur de nos frères, celui qui les accusait devant notre Dieu jour et nuit. Ils l'ont vaincu à cause du sang de l'agneau et à cause de la parole de leur témoignage, et ils n'ont pas aimé leur vie jusqu'à craindre la mort.

Dans le ciel une voix forte disait : Maintenant le salut est arrivé, et la puissance, et le règne de notre Dieu, et l'autorité de son Christ ; car il a été précipité, l'accusateur de nos frères, celui qui les accusait devant notre Dieu jour et nuit.

Ils l'ont vaincu à cause du sang de l'agneau et à cause de la parole de leur témoignage, et ils n'ont pas aimé leur vie jusqu'à craindre la mort. Nous avons la victoire à cause du sang de l'agneau et de la parole de notre témoignage.

SUR TA PAROLE ! **Jude 24-25** A celui qui peut vous garder de toute chute et vous faire paraître en sa présence glorieuse, sans reproche et exultant de joie, au Dieu unique qui nous a sauvés par Jésus-Christ notre Seigneur, à lui appartiennent la gloire et la majesté, la force et l'autorité, depuis toujours, maintenant et durant toute l'éternité ! Amen.

Tu peux nous garder de toute chute et nous faire paraître en ta présence glorieuse, sans reproche et exultant de joie, toi le Dieu unique qui nous a sauvés par Jésus-Christ notre Seigneur, à toi appartiennent la gloire et la majesté, la force et

l'autorité, depuis toujours, maintenant et durant toute l'éternité ! Amen.

SUR TA PAROLE ! **Jean 6 : 53-57** Jésus leur dit : En vérité, en vérité, je vous le dis, si vous ne mangez la chair du Fils de l'homme, et si vous ne buvez son sang, vous N'avez point la vie en vous-mêmes. Celui qui mange ma chair et qui boit mon sang a la vie éternelle ; et je le ressusciterai au dernier jour. Car ma chair est vraiment une nourriture, et mon sang est vraiment un breuvage. Celui qui mange ma chair et qui boit mon sang demeure en moi, et je demeure en lui. Comme le Père qui est vivant m'a envoyé, et que je vis par le Père, ainsi celui qui me mange vivra par moi.

Jésus tu nous le dis, en vérité, en vérité, si nous ne mangeons pas la chair du Fils de l'homme, et si nous ne buvons pas son sang, nous n'avons point la vie en nous-mêmes. Celui qui mange ta

chair et qui boit ton sang a la vie éternelle ; et tu le ressusciteras au dernier jour.

Car ta chair est vraiment une nourriture, et ton sang est vraiment un breuvage. Nous mangeons ta chair et nous buvons ton sang et nous demeurons en toi, et tu demeures en nous. Comme le Père qui est vivant t'a envoyé, et que tu vis par le Père, ainsi celui qui te mange vivra par toi. Nous te mangeons et nous vivons par toi.

SUR TA PAROLE ! **Apocalypse 4 : 11**

Tu es digne, notre Seigneur et notre Dieu, de recevoir la gloire et l'honneur et la puissance, car tu as créé toutes choses, et c'est par ta volonté qu'elles existent et qu'elles ont été créées.

SUR TA PAROLE ! **Apocalypse 1 : 8** Je suis l'Alpha et l'Oméga, le commencement et la fin, dit le Seigneur, Celui QUI EST, et QUI ÉTAIT, et QUI SERA, le Tout-puissant.

Notre Dieu tu es l'Alpha et l'Oméga, le commencement et la fin, le Seigneur, Celui QUI EST, et QUI ÉTAIT, et QUI SERA, le Tout-puissant.

Qu'il nous soit fait selon Ta Parole

Je te fais confiance

Car c´est à toi qu'appartiennent, dans tous les siècles,
le règne, la puissance et la gloire

Aujourd'hui,
J'ai entendu ta voix (Parole),
Mon cœur n'est pas endurci
Hébreux 3 : 8

Je fais le choix d'accorder de la valeur à ta Parole

Livret 7
Car c´est à toi qu'appartiennent, dans tous les siècles, le règne, la puissance et la gloire

AMEN, AMEN, AMEN
LA CERTITUDE DE TON EXAUCEMENT

Nos problèmes, blessures intérieures nous obligent à regarder vers nous, à fixer notre attention sur nos drames. La louange nous conduit à regarder vers Dieu, à le remercier pour ce qu'il est, pour sa Parole, pour ses bontés, pour sa fidélité, pour son amour et nous donne la certitude de son exaucement.

Ton exaucement est certain comme la certitude que tu as de voir le soleil se lever tous les matins pour accomplir sa mission prophétisée par la Parole de Dieu dès le commencement.

Prononçons la Parole, encore et encore la Parole, et : la Parole se fera chair.

"Nous prierons sans cesse"

1 Thessaloniciens 5 : 17

Nous ne nous relâchons pas.

Luc 18 : 1

SUR TA PAROLE ! **Jérémie 1 : 12** Eh bien, je veille sur ma parole pour accomplir ce que j'ai dit ;

Tu veilles sur ta parole pour accomplir ce que tu as dit ;

SUR TA PAROLE ! **Esaïe 58 : 9** Alors tu appelleras, et l´Éternel répondra ; Tu crieras, et il dira : Me voici !

Eternel lorsque nous t'appelons, tu nous réponds ; nous crions, et tu nous dis : me voici !

SUR TA PAROLE ! **Jérémie 29 : 12** Alors vous m'invoquerez et vous viendrez m'adresser vos prières, et je vous exaucerai.

Alors que nous t'invoquons et venons t'adresser nos prières, tu nous exauces.

SUR TA PAROLE ! **Ésaïe 65 : 24** Avant qu'ils m'invoquent, je répondrai ; Avant qu'ils aient cessé de parler, j'exaucerai.

Avant que nous t'invoquions, Tu réponds ; Avant que nous ne cessions de parler, Tu nous exauces.

SUR TA PAROLE ! **Psaume 6 : 10** L'Eternel exauce mes supplications. L'Eternel accueille ma prière.

Eternel tu exauces nos supplications et tu accueilles nos prières.

SUR TA PAROLE ! **1 Pierre 1 : 21** Que votre foi et votre espérance soient en Dieu.

Ma foi et mon espérance sont en toi mon Dieu (mon Papa)

SUR TA PAROLE ! **Romains 8 : 32** Lui, qui n'a point épargné son propre Fils, mais qui l'a livré pour nous tous, comment ne nous donnera-t-il pas aussi toutes choses avec lui ?

Toi, qui n'as point épargné ton propre Fils, que tu as livré pour nous tous, comment ne nous donneras-tu pas aussi toutes choses avec toi ?

SUR TA PAROLE ! **Psaume 28 : 6** Loué soit l'Eternel, car il m'exauce lorsque je le supplie.

Nous te louons Eternel, car tu nous exauces lorsque nous te supplions.

SUR TA PAROLE ! **2 Thessaloniciens 3 :16** Que le Seigneur de la paix vous donne lui-même la paix en tout temps, de toute manière !

Que le Seigneur de la paix nous donne lui-même la paix en tout temps, de toute manière !

SUR TA PAROLE ! **2 Samuel 7 : 25** Eternel Dieu, fais subsister pour toujours la parole que tu as prononcée sur ton serviteur et sur sa maison, et agis selon ta parole.

Eternel Dieu, fais subsister pour toujours la parole que tu as prononcée sur moi ton serviteur et sur ma maison, et agis selon ta parole.

SUR TA PAROLE ! **1 Jean 5 : 14** Voici l'assurance que nous avons auprès de lui : si nous demandons quelque chose selon sa volonté, il nous écoute. Et si nous savons qu'il nous écoute, quoi que ce soit que nous demandions, nous savons que nous possédons ce que nous lui avons demandé.

Voici l'assurance que nous avons auprès de toi : si nous demandons quelque chose selon ta volonté, tu nous écoutes. Et si nous savons que tu nous écoutes, quoi que ce soit que nous te demandions, nous savons que nous possédons ce que nous t'avons demandé.

SUR TA PAROLE ! **Psaume 65 : 6** Par des interventions redoutables, avec justice, Tu nous réponds, Dieu de notre salut,

Par des interventions redoutables, avec justice, Tu nous réponds, Dieu de notre salut,

SUR TA PAROLE ! **2 Samuel 7 : 28** Maintenant, Seigneur Eternel, c'est toi qui es Dieu, tes paroles sont vérité, et tu as annoncé ce bienfait à ton serviteur.

Maintenant, Seigneur Eternel, c'est toi qui es Dieu, tes paroles sont vérité, et tu m'as annoncé ce bienfait à moi ton serviteur.

SUR TA PAROLE ! **Psaume 138 : 7** Oui, l'Eternel achèvera son œuvre en ma faveur.

Oui, Eternel tu achèves ton œuvre en notre faveur.

SUR TA PAROLE ! **Romains 8 : 28** Nous savons en outre que Dieu fait concourir toutes choses au bien de ceux qui l'aiment, de ceux qui ont été appelés conformément au plan divin.

Nous savons en outre notre Dieu, que tu fais concourir toutes choses pour notre bien pour nous qui t'aimons, nous qui avons été appelés conformément à ton plan divin.

SUR TA PAROLE ! **2 Samuel 7 : 29** Car c'est toi, Seigneur Eternel, qui as parlé, et par ta bénédiction la maison de ton serviteur sera bénie éternellement.

Car c'est toi, Seigneur Eternel, qui as parlé, et par ta bénédiction la maison de ton serviteur sera bénie éternellement.

SUR TA PAROLE ! **Josué 3 : 10** A ceci vous reconnaitrez que le Dieu vivant est au milieu de vous.

A ceci nous reconnaitrons que le Dieu vivant (Papa) est au milieu de nous.

Les paroles de notre Père sont esprit et vie.
Jean 6 : 63

Papa, tu as entendu nos prières, tu as vu nos larmes. Ésaïe 38 : 4-5

Tu nous connais par nos noms et nous avons trouvé grâce à tes yeux. Exode 33 : 12

SUR TA PAROLE ! **1 Thessaloniciens 5 : 24** Celui qui vous a appelés est fidèle, et c'est lui qui le fera

C'est toi qui nous as appelés, tu es fidèle, et c'est toi qui le feras (accompliras ce que tu nous as dit)

Tu fais pour nous toute chose bonne en ton temps ; Ecclésiaste 3 : 11

SUR TA PAROLE ! 2 **Jean 1 : 3** La grâce, la miséricorde et la paix seront avec nous de la part de Dieu le Père et de la part de Jésus-Christ, le Fils du Père, dans la vérité et l'Amour.

La grâce, la miséricorde et la paix seront avec nous de ta part notre Dieu le Père et de la part de Jésus-Christ, le Fils du Père (premier né), dans la vérité et l'Amour.

SUR TA PAROLE ! **Philippiens 4 :19** Mon Dieu pourvoira à tous vos besoins selon sa richesse, avec gloire, en Christ-Jésus.

Mon Dieu (mon Papa) pourvoira à tous nos besoins selon sa richesse, avec gloire, en Christ-Jésus.

Nous reconnaissons que l'Eternel, notre Père parle et agit (encore aujourd'hui). Oracle de l'Eternel. Ezéchiel 37 : 14

SUR TA PAROLE ! **1 Pierre 2 : 6** Et celui qui croit en elle ne sera pas confondu.

Nous croyons en ta parole nous ne serons pas confondus.

SUR TA PAROLE ! **1 Thessaloniciens 5 : 16** Soyez toujours joyeux.

Nous sommes toujours joyeux.

SUR TA PAROLE ! **Philippiens 4 : 4** Réjouissez-vous toujours dans le Seigneur ; je le répète, réjouissez-vous.

Nous nous réjouissons toujours dans le Seigneur ; nous le répétons, nous nous réjouissons.

SUR TA PAROLE ! **Philippiens 4 :20** A Dieu notre Père la Gloire aux siècles des siècles. Amen

A Dieu notre Père la Gloire aux siècles des siècles. Amen

Après avoir déclaré, gardez le silence un moment, prenez le temps d'écouter Dieu toujours dans cette atmosphère d'adoration, de reconnaissance et de louange.

Papa tu m'as dit

Qu'il nous soit fait selon Ta Parole
Amen

LE PREALABLE

Recevoir Jésus-Christ comme son Seigneur et Sauveur personnel. Ceci est nécessaire pour ceux qui ne l'ont pas encore accepté, afin qu'ils puissent pleinement expérimenter la parole de notre Père, le créateur.

Mais à tous ceux qui L'ont reçue, à ceux qui croient en Son nom, elle a donné le pouvoir de devenir enfants de Dieu… Jean 1 : 12

Si tu confesses de ta bouche le Seigneur Jésus, et si tu crois dans ton cœur que Dieu l'a ressuscité des morts, tu seras sauvé. Romains 10 : 9

Car c´est à toi qu'appartiennent, dans tous les siècles,
le règne, la puissance et la gloire

PRIERE DU SALUT

Ici et maintenant,

Jésus-Christ, je confesse que tu es le fils de Dieu, que tu es mort pour mes péchés et ressuscité d'entre les morts. Romains 10 : 9

Je reconnais que tu as été livré pour mes offenses et ressuscité pour ma justification. Romains 4 : 25

C'est pourquoi, je plaide ton sang pour le pardon et la purification de tous mes péchés. 1 Jean 1 : 9

Je t'accepte Jésus-Christ comme Sauveur et Seigneur de ma vie.

Père céleste, je te rends grâce de ce que tu as fait de moi ton enfant. Jean 1 : 12

Merci Père, de me remplir de Ton Saint-Esprit. Cher Saint-Esprit prend le contrôle total de mon être.

Je confesse que je suis désormais une nouvelle créature, que les choses anciennes sont passées et que toutes choses sont devenues nouvelles.

2 Corinthiens 5 : 17

Amen

Vous n'êtes plus seul : Ne soyez plus seul ! Demandez au Saint-Esprit de vous guider pour vous connecter avec des frères ou sœurs spirituels pour grandir dans la connaissance, vous édifier et enfin contribuer à répandre la bonne nouvelle par l'appel (la vision, appétence, compétences…) que le Père a placé en vous avant votre venue au monde.

Tu connais les projets que Tu as formés sur moi, comme Tu me dis Éternel, projets de paix et non de malheur, afin de me donner un avenir et de l'espérance. Jérémie 29 : 11

Vous êtes oint : L'Esprit du Seigneur est sur toi, Parce qu'il t'a oint pour annoncer une bonne nouvelle aux pauvres ; Il t'a envoyé pour guérir ceux qui ont le cœur brisé, Pour proclamer aux captifs la délivrance, Et aux aveugles le recouvrement de la vue, Pour renvoyer libres les opprimés. Luc 4 : 18

Nous naissons dans ce monde, nous y vivons et nous y mourrons. Les deux extrémités ne nous appartiennent pas, **mais nous pouvons décider de ce qui se passe entre ces deux extrémités et de ce qui va être le but de notre existence.**

O Père, si tu le veux, écarte de moi cette coupe ! Toutefois, que ta volonté soit faite, et non la mienne. Luc 22 : 42

Car c´est à toi qu'appartiennent, dans tous les siècles,
le règne, la puissance et la gloire

Du même auteur
Papa tu m'as dit
Qu'il nous soit fait selon Ta Parole

Voici donc comment nous devons prier :

Matthieu 6 : 9

Livret 1 - Notre Père, qui es aux cieux,

Livret 2 - : Que ton nom soit sanctifié ; Jésus-Christ

Livret 3 - : Que ton règne vienne ; que ta volonté soit faite sur la terre comme au ciel. Saint-Esprit

Livret 4 - Donne-nous aujourd'hui notre pain quotidien;

Livret 5 - : Pardonne-nous nos offenses, comme nous aussi nous pardonnons à ceux qui nous ont offensés ;

Livret 6 - : Ne nous induis pas en tentation, mais délivre-nous du malin.

Livret 7 - : Car c´est à toi qu'appartiennent, dans tous les siècles, le règne, la puissance et la gloire.

Offrez-vous la série

Livret 1 – Dimanche

Livret 2 – Lundi

Livret 3 – Mardi

Livret 4 – Mercredi

Livret 5 – Jeudi

Livret 6 – Vendredi

Livret 7 – Samedi

Que la révélation de tes paroles m'éclaire, qu'elle me donne de l'intelligence à moi qui manque d'expérience. J'ouvre la bouche et je soupire, car j'ai soif de tes commandements. Tourne-toi vers moi et fais-moi grâce comme tu le fais pour ceux qui aiment ton nom ! Affermis mes pas dans ta parole et ne laisse aucun mal dominer sur moi ! Libère-moi de l'oppression des hommes afin que je garde tes décrets ! Fais briller ton visage sur moi ton serviteur et enseigne-moi tes prescriptions ! Psaume 119 : 130

Oui, l'Eternel, tu achèves ton œuvre en ma faveur. Eternel, ton amour dure à toujours. Tu ne m'abandonnes pas moi ta créature ! Psaume 138 : 8

Je crois en ta parole qui m'a été annoncée. Je reconnais ton bras Éternel. Ésaïe 53 : 1

Car c´est à toi qu'appartiennent, dans tous les siècles,
le règne, la puissance et la gloire

Certainement ces livrets vous édifieront envoyez-nous
par mail, audio ou vidéo vos témoignages :

issuemedias@issueassociation.com

Ils l'ont vaincu à cause de la parole de leur témoignage.

Partageons nos expériences personnelles qui édifieront
des personnes quelque part dans le monde.

ISBN : 978-2-493947-06-2

© SKLConcept

Ce livre a été imprimé en Allemagne

Dépôt légal : Juillet 2022

Car c´est à toi qu'appartiennent, dans tous les siècles,
le règne, la puissance et la gloire

Car c'est à toi qu'appartiennent, dans tous les siècles,
le règne, la puissance et la gloire

NOTES

Expression libre

Expression libre

Car c´est à toi qu'appartiennent, dans tous les siècles,
le règne, la puissance et la gloire

Car c'est à toi qu'appartiennent, dans tous les siècles,
le règne, la puissance et la gloire

Car c'est à toi qu'appartiennent, dans tous les siècles,
le règne, la puissance et la gloire

Car c´est à toi qu'appartiennent, dans tous les siècles,
le règne, la puissance et la gloire